Palaksha Mekerahally Narayanappa

Investigações farmacológicas sobre o extrato de folhas de Melochia corchorifolia

Palaksha Mekerahally Narayanappa

Investigações farmacológicas sobre o extrato de folhas de Melochia corchorifolia

ScienciaScripts

This book is a translation from the original published under ISBN 978-3-659-89648-4.

Publisher:
Sciencia Scripts
is a trademark of
Dodo Books Indian Ocean Ltd. and OmniScriptum S.R.L publishing group

120 High Road, East Finchley, London, N2 9ED, United Kingdom
Str. Armeneasca 28/1, office 1, Chisinau MD-2012, Republic of Moldova, Europe
Printed at: see last page
ISBN: 978-620-7-63245-9

ÍNDICE

RESUMO

Este trabalho de investigação foi realizado com o objetivo de estabelecer provas científicas sobre a utilização e os conhecimentos folclóricos. O objetivo deste trabalho é a avaliação farmacológica das folhas de *Melochia corchorifolia* (folclórica) quanto às actividades antioxidante, diurética, antiurolítica, anticancerígena, antibacteriana e anti-helmíntica.

Neste sentido, as folhas de *Melochia corchorifolia* foram extraídas com clorofórmio e álcool etílico. Os extractos obtidos foram utilizados para actividades farmacológicas. Inicialmente, os extractos foram analisados em termos de fitoquímicos, nomeadamente alcalóides, hidratos de carbono, glicosídeos, esteróis, taninos e flavonóides. Em seguida, os extractos foram utilizados para avaliar as actividades antioxidante, diurética, antiurolítica, anticancerígena, antibacteriana e anti-helmíntica.

A partir dos resultados da atividade antioxidante, os extractos de folhas de Melochia corchorifolia e o seu conteúdo fenólico revelam uma boa atividade de prevenção, sendo os compostos fenólicos responsáveis pela atividade do extrato.

A atividade diurética do extrato de *Melochia corchorifolia* mostra uma boa atividade diurética. A presença de flavonóides e saponinas é responsável pela atividade diurética e salurética, alterando a excreção renal de sódio. Na atividade antiurolítica, o extrato etanólico de folhas de *Melochia corchorifolia* diminuiu o nível de creatinina, cálcio e ácido úrico em comparação com o extrato de clorofórmio. A atividade antiurolítica pode dever-se à presença de metabolitos secundários do extrato.

A atividade anticancerígena, com base nos resultados assim obtidos, foi estabelecida que os extractos etanólicos *de Melochia corchorifolia* produziram uma boa atividade anticancerígena na linha de células HCT-116 e nas linhas de células cancerígenas MCF-07.

Atividade antibacteriana e anti-helmíntica, os extractos clorofórmicos de *Melochia corchorifolia* apresentam boas actividades antibacterianas e anti-helmínticas.

Assim, concluiu-se que este trabalho de investigação apoia a utilização folclórica deste medicamento à base de plantas *Meeoochh corchorifolia}* como fonte potencial para o tratamento de várias doenças.

CAPÍTULO 1

INTRODUÇÃO:

As plantas desempenharam um papel vital na existência do homem nesta terra. A natureza sempre foi um marco de ouro para melhorar o seu desempenho no fenómeno da simbiose. As plantas medicinais existem na terra mesmo antes do aparecimento do homem na terra (Sujatha e Shalin. 2012). Os produtos naturais são obtidos a partir de plantas, micróbios ou animais e podem ser de origem marinha ou terrestre. Normalmente, cada país tem o seu próprio sistema médico, "Ayurveda" é o sistema médico indiano, as plantas são os principais ingredientes dos medicamentos ayurvédicos obtidos predominantemente sob a forma de folhas secas, flores, cascas, raízes, caules em pó ou os seus extractos ou as suas misturas. Juntamente com a Ayurveda, a Siddha e a Unani são os sistemas tradicionais de cuidados de saúde que florescem há muitos séculos na Índia. Para além da Ayurveda, o Siddha e o Unani são outros sistemas de cuidados de saúde no país.

As preparações medicinais utilizadas nos sistemas Ayurveda, Siddha e Unani assumem a forma de medicamentos em bruto. Desde o século XVIII, muitos destes medicamentos brutos foram identificados, extraídos e isolados como princípios activos e utilizados para muitas doenças, tendo estes compostos passado a fazer parte das farmacopeias de vários países. (Kokate et.al., 2000, Shastri 1993 e Handa 1991)

Entre os 12 principais centros de biodiversidade, a Índia é um deles, com a presença de mais de 45 mil espécies de plantas diferentes, 15-18 mil plantas com flores, 23 mil fungos, 16 mil líquenes, 18 mil briófitas e organismos marinhos, cerca de 30 mil. 15 a 20 mil das quais têm um bom valor medicinal, entre as quais apenas cerca de 7 mil plantas foram identificadas, 700 plantas são utilizadas em Ayurveda, 600 em Unani, 30 em Siddha e em medicamentos modernos. 80% da população dos países subdesenvolvidos depende completamente dos medicamentos tradicionais, a maior parte dos quais são obtidos a partir de plantas, para as necessidades básicas de cuidados de saúde. As farmacopeias modernas ainda contêm mais de 25% dos medicamentos obtidos a partir de plantas e de outras fontes naturais, que são sintetizados com base em compostos isolados das plantas. A tendência para a utilização de medicamentos de origem vegetal está a aumentar tanto nos países desenvolvidos como nos países em desenvolvimento, devido à sua disponibilidade, ao facto de produzirem menos efeitos secundários, a preços baixos e, no caso de algumas doenças, não existe qualquer fonte alternativa para os doentes pobres poderem receber cuidados de saúde.

1.1. Radicais livres:

Os radicais livres são os radicais perigosos gerados durante o metabolismo normal do organismo e durante a exposição a vários produtos químicos, factores ambientais e agentes biológicos. Estes radicais estão envolvidos na geração de várias condições fisiológicas e patológicas, como o envelhecimento, as perturbações do SNC, o stress oxidativo e alguns tipos de cancro. Os antioxidantes são os agentes que neutralizam os radicais livres e previnem os seus efeitos perigosos. Os produtos vegetais são a fonte mais rica de antioxidantes (Harsha et al., 2012, Scarterzini et al., 2000).

1.2. Diuréticos:

Os diuréticos são medicamentos que promovem a excreção de electrólitos na água. Os saluréticos são os agentes que excretam mais quantidades de cloreto e sódio na urina (Barar, 2015). Os diuréticos desempenham um papel muito importante em condições como a hipercalciúria, o edema, a insuficiência renal, a cirrose hepática e actuam como agentes hipotensores. (Singh et al., 1991). A diurese induzida por fármacos é vantajosa na insuficiência renal, insuficiência cardíaca, cirrose hepática, hipertensão, intoxicação por água e toxemia (Agunu et al., 2005). Os diuréticos actuam aumentando a excreção de sódio na urina; esta é a razão pela qual os diuréticos são utilizados em doenças cardíacas, cirrose hepática, hipertensão, intoxicação por água e certas doenças renais (Samiulla e Harish, 2000).

1.2.1. Composição da urina:

A urina é constituída pelos seguintes componentes. São eles:

-   Água

-   Electrólitos Na^+, K^+, Cl^-, HCO_3^-

-   Produtos finais do metabolismo dos ácidos nucleicos - ácido úrico

-   Os produtos finais do metabolismo das proteínas são a ureia, a creatinina, o PO_4^{-3} e o SO_4^{-2}

-   Produtos de decomposição do ácido fosfórico e do ácido sulfúrico

-   iões H^+ excretados ligados a tampões como PO_4, NH_3 (Glann et al., 2002)54

1.2.2. Papel biológico dos iões:

O sódio e o seu papel:

O sódio é um dos iões ou electrólitos importantes presentes no fluido extracelular. A necessidade diária aproximada de sódio para um indivíduo saudável é de 500mg/kg.

- Ajuda na contração muscular

- Regular a tensão arterial

- Manter a transmissão do sinal nervoso

- Manter o equilíbrio ácido-base

- Participa no transporte ativo da glicose e de outros nutrientes

O potássio e o seu papel:

O potássio é o ião ou eletrólito mais importante presente no fluido extracelular.

- Manter a transmissão nervosa

- Ajuda na função imunitária

- Gestão da tensão arterial através da redução dos efeitos do sódio

O papel do cloreto:

Este é um dos aniões ou electrólitos presentes no corpo

- Manter a transmissão nervosa

- Utilizado para formar o ácido clorídrico (HCL) segregado no estômago

- Melhora a função imunitária

O bicarbonato e o seu papel:

O bicarbonato é o principal elemento do nosso corpo

. É necessário para a digestão

. Desempenha um papel importante no equilíbrio ácido-base (Fulgoni et al., 2011)

1.1. Urolitíase:

A urolitíase é uma das doenças complicadas identificadas e pesquisadas na literatura pelos médicos romanos e gregos. A urolitíase consiste em cálculos ureterais e renais. A prevalência da urolitíase é de cerca de 1 em 1000 por ano nos neozelandeses, cerca de 15% de homens, 6% de mulheres na América e 7% da população da Austrália são afectados pela urolitíase durante a sua vida. Os cálculos renais variam consoante o sexo, a idade, a sociedade e o ambiente. A urolitíase é considerada uma doença para toda a vida, uma vez que metade dos doentes são readmitidos no prazo de 5 anos após o tratamento.

O processo de formação de cálculos, urolitíase, é também designado por nefrolitíase. Os cálculos são constituídos por cálcio, ácido úrico, oxalato, fosfato, magnésio, amoníaco e cisteína. O cálcio é o principal constituinte dos cálculos renais, uma vez que 85% dos cálculos contêm oxalato de cálcio e fosfato de cálcio. 12% dos cálculos são formados devido a cálculos infecciosos, cerca de 7% são cálculos de ácido úrico e os cálculos de cisteína são muito raros. Os cálculos radiopacos são observados em mais de 85% dos casos de cálculos e apenas alguns são radiolúcidos.

Existem muitas formulações comercializadas que têm atividade anti urolitíase; algumas delas são Cystone, calculi e chandraprabhabati. Estas formulações são utilizadas para dissolver cálculos urinários no sistema urinário, incluindo a bexiga e os rins (Anubhav e Rajeev 2013). A cistona actua relaxando o músculo detrusor e aumentando a diurese em virtude do seu elevado teor de sais minerais naturais. Também se verificou que a cistona é útil na urolitíase, na cristalúria e nas infecções do trato urinário (Yadav 2011).

1.2. Cancro:

O cancro é a principal causa de morte tanto nos homens como nas mulheres e é a maior causa de morte a nível mundial (jemal et al., 2008). Na Ásia Oriental e em muitos países do mundo, os tumores da mama e do estômago são a segunda maior causa de morte (Matysiak et al., 2006; Macdonald, 2006; John e Layke, 2004). O cancro é o crescimento incontrolável de células invulgares no corpo. Ocorre devido a uma série de processos moleculares que acabam por alterar as funções das células. Estas células invulgares crescem e multiplicam-se por si próprias e não respondem às vias de sinalização normais. Quando estas células crescem rapidamente, produzem novas enzimas e afectam as células normais vizinhas, dá-se a metástase (Hartwell, Cell Biology and Cancer).

As células cancerosas actuam como novas células e crescem continuamente como células separadas, formando tumores. Se crescerem lentamente, são designados por "tumores benignos" ou se crescerem rapidamente e afectarem as células e os tecidos vizinhos, são designados por "tumores malignos". Os tumores benignos representam uma ameaça reduzida e devem ser removidos antes de se transformarem em tumores malignos. (Hartwell, Cell Biology and Cancer).

1.2.1. Causas do cancro:

O cancro pode ser causado por vários factores, incluindo produtos químicos como a borracha sintética, os plásticos, o amianto, produtos biológicos como vírus, bactérias, fungos e outras identidades ambientais como fumos, gases, fumo, radiação UV, etc., que são responsáveis pelo desenvolvimento do cancro (carcinogéneos). Em algumas situações, estes carcinogéneos interagem com o ADN das células normais, resultando na formação de neoplasias.

1.2.2. Linhas celulares HCT-116: As linhas celulares HCT-116 são obtidas a partir de células de cancro do cólon, são células morfologicamente epiteliais e são adequadas para fins experimentais. Estas linhas celulares apresentam alterações no 13° CODON do proto-oncogene RAS e constituem um controlo positivo para os ensaios de PCR. As linhas celulares HCT-116 são armazenadas em fase de vapor de azoto líquido.

1.2.3. Linhas celulares MCF-7: As células MCF-7 têm a capacidade de manter a sua sensibilidade aos estrogénios e são sensíveis à citoqueratina e resistentes à vimentina, à desmina e à endotelina. Quando são cultivadas em laboratório, as linhas celulares são capazes de formar um crescimento celular semelhante ao epitelial em camadas. O crescimento das linhas celulares MCF-7 pode ser interrompido pelo TNF alfa (fator de necrose tumoral alfa) e os anti-estrogénios podem modular o crescimento das células cancerosas MCF-7.

Os ensaios de citotoxicidade são amplamente utilizados na investigação fundamental e na descoberta de medicamentos para selecionar bibliotecas de compostos tóxicos. Um composto que gere uma resposta citotóxica pode ser eliminado das rondas de seleção subsequentes; ou um composto que vise células que se dividem rapidamente pode constituir um "sucesso" numa seleção de terapêuticas contra o cancro. Muitos aspectos da citotoxicidade podem ser testados utilizando reagentes e ensaios da Life Technologies.

A viabilidade celular pode ser avaliada por parâmetros tão diversos como a integridade das membranas celulares e o potencial redox da população celular. Cada um destes parâmetros fornece uma imagem diferente da saúde das células e pode, individualmente ou em conjunto, constituir o ensaio de viabilidade celular, citotoxicidade ou eficácia dos medicamentos.

A função mitocondrial é um parâmetro importante na citotoxicidade e pode ser monitorizada através da medição do potencial da membrana mitocondrial, do fluxo de cálcio ou das espécies reactivas de oxigénio. As sondas para a estrutura e função mitocondriais são frequentemente utilizadas em multiplex para explorar outros parâmetros de saúde celular e responder a questões biológicas complexas sobre a citotoxicidade ou a eficácia dos medicamentos, utilizando plataformas de imagiologia, microplacas ou citometria de fluxo.

Os efeitos genotóxicos, tais como as alterações da integridade e da função do ADN, são normalmente analisados em células de mamíferos através da procura de quebras de cadeia dupla ou seguindo a progressão da divisão celular.

A análise da proliferação celular é difícil para os estudos de malignidade, bem como para a investigação do cancro. Os marcadores utilizados para medir a proliferação celular incluem o conteúdo médio de ADN e o metabolismo celular numa população. Desenvolvemos ensaios que indicam o número total de células ou o total de células vivas, ou que fornecem indicações de síntese de ADN numa única célula.

1.3. Bactérias:

As bactérias constituem o maior grupo de microrganismos procarióticos. Têm normalmente alguns micrómetros de comprimento, apresentam-se sob a forma de esferas redondas, bastonetes ou espirais, coma e, por vezes, sob a forma de cachos de uvas. As primeiras formas vivas existentes na Terra foram as bactérias e foram encontradas nos seus habitats (Woese e Fox, 1977; Fredrickson et al., 2004).

Foram encontradas cerca de 35 a 4,5 milhões de bactérias num grama de solo e mais de um milhão num ml de água. Aproximadamente cerca de 5x1030 bactérias na terra, o que é mais do que as plantas e os animais encontrados na terra. (Whitman et al., 1998; Michael, 2010).

1.4. Helmintos:

Os helmintes são organismos semelhantes a vermes que vivem e se alimentam de hospedeiros vivos, para o seu crescimento e proteção, e que afectam a absorção de nutrientes do hospedeiro, provocando fraqueza e outras doenças. Os vermes que vivem no trato digestivo são chamados parasitas intestinais. (CDC. Recuperado em 2014). Os helmintos conseguem viver nos seus hospedeiros mamíferos durante muitos anos porque segregam produtos imunomoduladores para manipular a resposta imunitária (Jirillo et al., 2014).

A helmintíase é uma infeção por vermes que afecta uma grande parte da população mundial. A maioria das infecções por vermes restringe-se às regiões tropicais e subtropicais. As infecções por vermes causam inquietação, morbilidade e afectam a maior parte da população nas zonas endémicas. Os vermes gastrointestinais desenvolvem resistência aos medicamentos anti-helmínticos atualmente disponíveis, pelo que existe um problema no tratamento da helmintíase. Os helmintas são organismos multicelulares de grandes dimensões que, na fase jovem, não são visíveis, mas que, quando maduros, podem ser vistos a olho nu. São normalmente designados por vermes intestinais, mas todos os vermes residem no intestino, alguns residem nos vasos sanguíneos e outros nos tecidos, por exemplo, microfilárias e esquistossomas. Não existe uma morfologia clara de Helminthes ou vermes, é mais comummente usada para descrever um grupo de vermes com base nas suas semelhanças: nemátodos, cestodes e tremátodos e estes são vulgarmente conhecidos como parasitas (Samuel, 1996).

Os anti-helmínticos são os medicamentos utilizados para matar ou paralisar e expulsar os vermes parasitas (helmintos) e outros parasitas internos do corpo, sem causar danos ao hospedeiro. (BBC News. 2003). Os que matam os vermes são chamados de vermicidas e os que paralisam os vermes são chamados de vermífugos.

1.5. *Melochia corchorifolia".*

Melochia corchorifolia (família: Sterculiaceae), Na Índia e na Malásia, as raízes e as folhas de *Melochia corchorifolia* são utilizadas em disenteria, inchaço no abdómen, distúrbios urinários e feridas (Wealth of India 1966) e picadas de cobra de água (Chopra et al., 1956).

O extrato aquoso das folhas tem atividade inseticida, os sacos de artilharia preparados a partir da planta são utilizados para armazenar leguminosas, tratadas com a solução tem capacidade para controlar a praga Callosobruchus.

Na Índia, o papikondalu, mamidimillu do distrito de East Godavari de Andhrapradesh, as partes da planta são utilizadas para a febre, infecções cutâneas, pedras nos rins e tumores abdominais.

CAPÍTULO 2

Pesquisa bibliográfica:

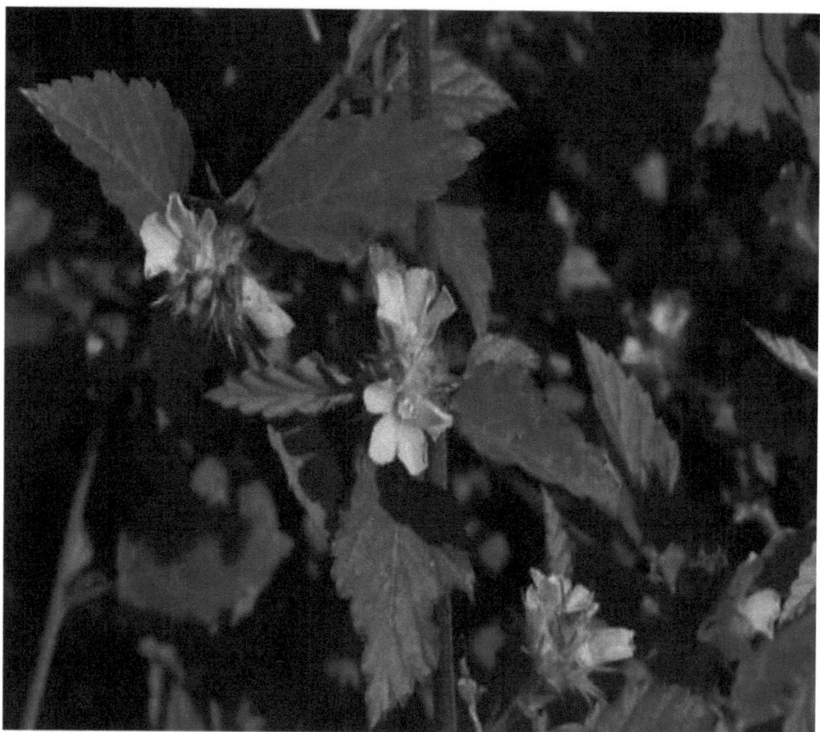

Fig. 2.1. Planta *Melochia corchorifolia*.
Melochia corchorifolia L.

Família -Sterculiaceae

Sinónimos: Erva-do-chocolate, erva-vermelha, arbusto de arame.

2.1. Origem e distribuição geográfica:

A Melochia corchorifolia está amplamente distribuída nas regiões tropicais da Ásia, África e Austrália. . Inclui 45 espécies das regiões tropicais e subtropicais do mundo, desde a Índia para leste, passando pela Malásia e pelas ilhas do Pacífico, até às Américas e às Caraíbas. Foi introduzida na América e é aí amplamente distribuída. *Melochia* é uma planta com flor da família das malvas, pertencente ao género

Família Malvaceae. Alguns livros de taxonomia colocaram o género *Melochia* na família Sterculiaceae, (GRIN species records 2007) mas Sterculiaceae é agora geralmente considerada obsoleta como classe taxonómica.

O nome *"Melochia"* provém do nome árabe Mulukhiyah que, em árabe, significa malvas do género Corchorus (incluindo Corchorus olitorius) que são cultivadas como legumes no Egipto (e noutros locais). A adoção deste Molokheya árabe como rótulo para as malvas Melochia começou com o botânico latino Prospero Alpini (falecido em 1617), que passou vários anos no Egipto na década de 1580, e o nome de Alpini foi rapidamente adotado pelos botânicos Johann Bauhin (falecido em 1613), Caspar Bauhin (falecido em 1624) e Johann Vesling (visitou o Egipto em 1628; falecido em 1649). (Marcel devic 1876).

2.2. Botânica:

A Melochia corchorifolia é uma erva anual ou perene, que cresce até 1 m de altura; o caule contém pêlos. As folhas são espirais, simples; as flores são bissexuais, regulares, as pétalas são ovadas, brancas com a base amarela no interior; os estames estão unidos na parte superior dos filamentos; o ovário é superior, os estilos são 5, unidos na base. Os frutos são globosos, com 5 mm de diâmetro, com poucas sementes.

2.3. Ecologia e gestão:

A Melochia corchorifolia encontra-se principalmente em ambientes húmidos, como perto das margens de lagos, margens de rios e planícies aluviais. A M.corchorifolia é uma das infestantes comuns presentes nos campos de arroz, mandioca, soja e algodão.

A propagação da M.corchorifolia é feita por sementes; a germinação pode ser melhorada consideravelmente através da escarificação. Germina geralmente a temperaturas de 37°C e a M.corchorifolia é relatada como hospedeira de doenças fúngicas (Rhizoctonia solani).

2.4. Recursos genéticos e melhoramento e gestão:

A erosão genética da *M. corchorifolia* não é semelhante à distribuição geográfica da *M. corchorifolia*, que está a obter uma pequena cultura numa grande área.

A M.corchorifolia é utilizada localmente como vegetal e a sua utilização é limitada devido ao seu carácter infestante. Foram efectuados alguns trabalhos de investigação sobre a fitoquímica, mas pouco se sabe sobre as propriedades farmacológicas dos seus compostos.

2.5. Componentes químicos:

O rastreio fitoquímico das folhas de *M.corchorifolia* revelou a presença de triterpenos (friedelina, friedelinol e β-amirina), glicosídeos de flavonol (hibifolina, trifolina e melochorina), flavonóides (vitexina e robunina), compostos alifáticos, β-D-glicosídeo e alcalóides, β-D-sitosterol e o seu estearato (Bosch, 2004). Os alcalóides ciclopeptídicos franganina, adouetina-y e frangufolina (Tschesche e Reutel, 1968) e um novo alcaloide ciclopeptídico e melofolina (Bhakuni et al., 1986) foram já relatados nesta planta. Um alcaloide de piridina, o ácido 6-metoxi-3-propenil-2-piridina carboxílico, pode ser importante, uma vez que os derivados de piridina relacionados são fisiologicamente activos (Bhakuni et al., 1986).

2.6. Utilizações:

As plantas são utilizadas folcloricamente em (registos de espécies GRIN 2010, Chopra et al., 1956, riqueza da Índia, 1966)

1. Dor de cabeça,

2. Úlceras

3. Helmintíase

4. Inchaços abdominais

5. Envenenamentos

6. Disenteria

7. Picadas de cobra.

8. Tumores.

9. Dor no peito

Nalgumas partes do distrito de East Godavari, em Andhrapradesh, as folhas desta planta são utilizadas para feridas, tumores abdominais e doenças renais.

1. *Melochia leucantha* J.F. Macbr.

2. *Melochia lupulina* Sw.

3. *Melochia manducata* C.Wright

4. *Melochia melissifolia Benth.*

5. *Melochia ministella Cristobal*

6. *Melochia mollis (Kunth)* Triana & Planch.

7.   *Melochia morongii* Britton

8.   *Melochia nodiflora Sw.*

9.   *Melochia oaxacana Dorr & L.C. Barnett*

10.   *Melochia parvifolia* Kunth

11.   *Melochia peruviana* Desr.

12.   *Melochia pilosa (Mill.)* Fawc. & Rendle

13.   *Melochia pyramidata L.*

14.   *Melochia serrata (Vent.)* Benth.

15.   *Melochia simplex* A. St.-Hil.

16.   *Melochia speciosa* S. Watson

17.   *Melochia spicata (L.)* Fryxell

18.   *Melochia thymifolia (C. Presl)*Goldberg

19.   *Melochia tomentella* (C. Presl)Hemsl.

20.   *Melochia tomentosa L.*

21.   *Melochia ulmifolia Benth.*

22.   *Melochia umbellata (Houtt.)* Stapf

23.   *Melochia villosa (Mill.)* Fawc. & Rendle

24.   *Melochia villosissima* (C. Presl) Merr.

25.   *Melochia werdermannii* Goldberg

1.9. Actividades Farmacológicas:

1.   Atividade Hepatoprotectora e Antioxidante: A *Melochia corchorifolia* L mostrou uma atividade hepatoprotectora significativa contra a intoxicação induzida por CC14. A diminuição do SGOT, SGPT, ALP e TG observada com (500 mg/kg) dos extractos foi comparavelmente semelhante à do padrão. Os extractos de Melochia corchorifolia também foram testados em radicais livres, tais como os métodos hidroxilo, superóxido e DPPH, mostrando uma boa atividade. (Ganga Rao et al., 2013).

CAPÍTULO 3

FINALIDADE E OBJECTIVO

3.1. Objetivo:

As observações folclóricas revelaram que a planta *Melochia corchorifolia* na região tribal de East Godavari é sobretudo utilizada para tratar perturbações renais, infecções, tumores, febre e vermes sem qualquer avaliação científica sistemática. Por conseguinte, as presentes investigações tiveram como objetivo avaliar com uma abordagem científica sistemática e provas para acrescentar conhecimentos à literatura existente.

3.2. Objetivo da investigação

3.2.1. Para extrair as folhas de *Melochia corchorifolia*.

3.2.2. Análise fitoquímica qualitativa dos extractos de folhas de *Melochia corchorifolia*

3.2.3. Estimativa do teor de fenólicos, flavonóides e alcalóides presentes nos extractos de *Melochia corchorifolia*

3.2.4. Atividade antioxidante *in vitro* de extractos de folhas de *Melochia corchorifolia* e seu conteúdo fenólico.

3.2.5. Experiências:

3.2.6. 1. Avaliar as actividades farmacológicas dos extractos de folhas de *Melochia corchorifolia*: diurético, antiurolítico, anticancerígeno *in-vitro*, antibacteriano

    e actividades anti-helmínticas.

CAPÍTULO 4

MATERIAIS E MÉTODOS:

4.1. Análise fitoquímica dos extractos de folhas de *Melochia corchorifolia*

4.1.1. Material vegetal:

As plantas frescas de *Melochia corchorifolia* foram colhidas perto de Surampalem, distrito de East Godavari, Andhrapradesh. Foi autenticada e confirmada pelo botânico T.V. Raghava Rao, professor do Departamento de Botânica do SRVBSJB Maharanee College, Peddapuram, distrito de East Godavari, Andhra Pradesh.

4.1.2. Preparação dos extractos:

As folhas de *Melochia corchorifolia* foram recolhidas perto de Surampalem, distrito de East Godavari, Andhrapradesh, Índia. As folhas foram secas, reduzidas a pó e passadas por uma peneira de 40 mesh. O pó obtido pesava 1OO gramas de *Melochta corchorifolia}* e foi extraído sucessivamente com clorofórmio 400, 250 e 150 ml, seguido de etanol 400, 250 e 150 ml num aparelho de soxhlet, separadamente, durante 3 dias a 50°C. O filtrado foi evaporado até se obter um peso constante de exsudado gomoso sob pressão reduzida a 45°C. O extrato de clorofórmio rende 8,12% e o extrato de etanol rende 9,5%. Os extractos brutos obtidos foram então armazenados a 10-15° C.

4.1.3. Testes fitoquímicos qualitativos:

Os extractos de *Melochia corchorifolia* foram utilizados para vários testes fitoquímicos qualitativos (Kokate, 1994).

4.1.3.1. Reagentes utilizados:

A-napthol alcoólico, cloreto férrico, ninidrina, solução de acetato de chumbo, solução de gelatina a 1% com cloreto de sódio a 10%, ácido clorídrico, pó de zinco, anidrido acético, ácido sulfúrico, hidróxido de sódio, água de bromo, amoníaco diluído, teste de Fehling, Dragendroffs , Wagner, Hager, Millon, Mayer, reagentes.

4.1.3.2. Hidratos de carbono:

A presença de hidratos de carbono foi testada utilizando o teste de Molisch e Fehling (Kokate, 1994).

a. **Teste de Molisch:** Tratar o extrato com algumas gotas de a-naftol alcoólico e, em seguida, adicionar algumas gotas de H2SO4 concentrado através dos lados do tubo de ensaio; surge um anel de cor púrpura a violeta na junção

b. **Teste de Fehling:** Misturar volumes iguais das soluções A e B de Fehling e deixar ferver durante 1 minuto. Adicionar 1 ml de extrato e aquecer num banho de água a ferver durante 5-10 minutos. Observa-se uma precipitação amarela e depois vermelho-tijolo (Kokate, 1994)

4.I.3.3. Testes de deteção de alcalóides:

Os alcalóides foram testados utilizando o teste de Dragendroffs, o teste de Mayer, o teste de Wagner e o teste de Hager

a. Teste de Dragendroffs: O reagente de Dragendroffs produz um precipitado castanho-avermelhado

b. **Teste de Mayer:** O reagente de Mayer precipita os alcalóides e dá um precipitado de cor creme.

c. **Teste de Wagner:** O reagente de Wagner precipita os alcalóides e dá um precipitado castanho-avermelhado.

d. **Teste de Hager:** O reagente de Hager precipita os alcalóides e dá um precipitado **amarelo**.

4.I.3.4. Proteínas e aminoácidos:

O teste de Millon-Biuret e o teste de Ninidrina foram utilizados para testar proteínas e aminoácidos

a. **Teste de Millon- Biureto:** Adicionar cerca de 2 ml de reagente de Millon ao extrato, obtendo-se um precipitado branco.

b. **Teste da ninidrina:** Adicionar uma solução de ninidrina ao extrato e ferver com uma cor violeta.

4.1.3.5. Taninos:

Os taninos e os fenólicos foram testados utilizando os seguintes métodos.

a. **Teste do cloreto férrico:** Adiciona-se uma solução de cloreto férrico ao extrato e verifica-se o aparecimento de uma cor azul ou verde.

b. **Teste do acetato de chumbo:** Adicionar duas gotas de acetato de chumbo a 3 ml de extrato alcoólico, obtendo-se um precipitado branco.

c. **Teste da gelatina:** Adicionar ao extrato uma solução de gelatina a 1% contendo cloreto de sódio a 10%, formando-se um precipitado.

d. **Teste da água de bromo:** Adicionar algumas gotas de água de bromo a 3 ml de extrato alcoólico, o que provoca a descoloração da água de bromo.

e. **Teste do dicromato de potássio:** Adicionar duas gotas de dicromato de potássio a 3 ml de extrato alcoólico, o que dá origem a um precipitado vermelho.

f. **Teste do ácido acético:** Adicionar algumas gotas de ácido acético a 3 ml de extrato alcoólico, o que dá origem a uma solução de cor vermelha.

g. **Teste da solução de iodo diluída:** Adicionar algumas gotas de solução diluída de iodo a 3 ml de extrato alcoólico, o que produz uma coloração vermelha transitória.

4.I.3.6. Flavonóides:

Os flavonóides foram testados através do teste de Shinoda (Kokate, 1994)

a. **Teste de Shinoda:** Adicionar ao extrato algumas partículas de magnésio e ácido clorídrico concentrado, gota a gota, para observar a mudança de cor de rosa escarlate, vermelho carmesim ou ocasionalmente verde para azul após alguns minutos.

b. **Ensaio com cloridrato de zinco:** Adicionar ao extrato uma mistura de pó de zinco e ácido clorídrico concentrado. Observar a cor vermelha após alguns minutos.

c. **Teste do reagente alcalino:** A adição de uma solução de hidróxido de sódio ao extrato revela uma cor amarela, que se torna incolor com a adição de ácido diluído

4.I.3.7. Esteróides:

Os esteróides foram testados com os testes de Salkowski e Libermann Burchard.

a. **Teste de Salkowski:** Adicionando algumas gotas de ácido sulfúrico concentrado ao extrato, obtém-se uma coloração vermelha na camada inferior.

b. **Teste de Libermann Burchard:** Adicionar algumas gotas de anidrido acético ao extrato, ferver a solução, arrefecer e adicionar ácido sulfúrico concentrado através da parede do tubo de ensaio; observar um anel castanho na junção das duas camadas e as camadas superiores tornam-se verdes.

4.I.3.8. Saponinas:

a. Teste da espuma: diluir o extrato 20 vezes com água destilada e depois agitar numa proveta graduada durante 15 minutos. Observar a espuma de 1 cm

4.I.3.9. Glicosídeos:

Os glicosídeos foram testados utilizando o teste de Bomtrager [Kokate, 1994]

a. Teste de Borntrager: Adicionar 1 ml de ácido sulfúrico ao extrato contido num tubo de ensaio e deixar ferver durante 5 minutos. Filtrar a quente. Arrefecer o filtrado e agitar com 2 ml de clorofórmio. Separar a camada de clorofórmio e agitar com 1 ml de amoníaco diluído. A camada de amoníaco apresenta uma coloração rosa-rosada a vermelha.

4.1.4. Determinação quantitativa:
4.I.4.I. Estimativa do teor de fenólicos:

O conteúdo fenólico dos extractos de *Melochia corchorifolia* foi determinado utilizando o método Folin-ciocalteu (Chang et al., 2002). Um extrato de 0,5 ml foi misturado com 3 ml de reagente Folin-ciocalteu (1:10 v/v). Deixar repousar durante 5 minutos e, em seguida, adicionar 4 ml de solução de carbonato de sódio (20% p/v). Os tubos foram mantidos à parte durante 15 minutos a uma temperatura de 30°C para o desenvolvimento da cor. Lido a 765nm por espetrofotómetro, o conteúdo fenólico foi estimado a partir da curva de calibração utilizando ácido gálico padrão em metanol e os resultados foram expressos como equivalente de ácido gálico mg/lOOmg de peso seco de extrato.

4.I.4.2. Estimativa dos flavonóides totais:

Os teores totais de flavonóides dos extractos de *Melochia corchorifolia* foram determinados pelo método do cloreto de alumínio (Chang et al., 2002). A 0,6 ml do extrato adicionar

1,8 ml de metanol, 0,1 ml de cloreto de alumínio a 10%, 0,1 ml de acetato de sódio IM, 3 ml de água destilada e deixar à temperatura de 30°C. Ler após 30 minutos a 415nm. Os flavonóides totais foram estimados a partir da curva de calibração utilizando a quercetina padrão em metanol e os resultados foram expressos como equivalente de quercetina mg/lOOmg de peso seco do extrato.

4.I.4.3. Estimativa dos alcalóides:

O teor de alcalóides no extrato foi determinado utilizando o método de Fazel et al. Os extractos da planta *Melochia corchorifolia* (1 mg/mL) foram dissolvidos em ácido clorídrico 2N e filtrados. Ao filtrado, adicionar NaOH 0,1 N. Desta solução, 1 ml foi transferido para uma ampola de decantação e, em seguida, foram adicionados 5 ml de solução de BCG e 5 ml de tampão fosfato. Agitar a mistura e extrair com clorofórmio. Os extractos foram recolhidos num balão volumétrico de 10 ml e diluídos até ao volume com clorofórmio. Ler a 470 nm. Os alcalóides foram estimados a partir da curva de calibração utilizando a curva de calibração padrão da atropina, medindo-se a concentração do teor de alcalóides em equivalentes de atropina utilizando unidades de mg/100 mg de peso seco do extrato.

4.2. Atividade de eliminação de radicais livres (antioxidante) in vitro:
4.2.1. Requisitos:

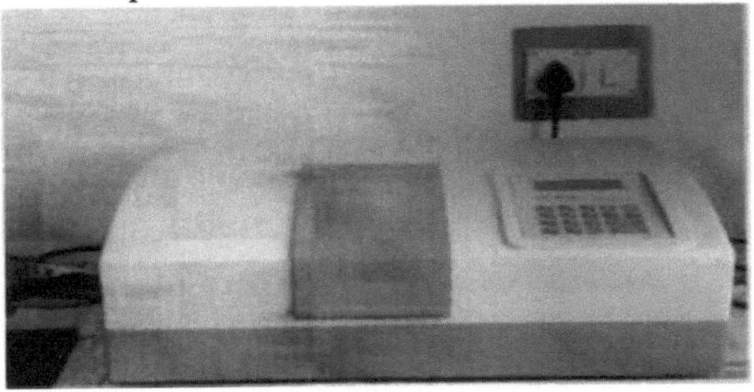

Fig: 4.2.1. Espectrofotómetro UV de feixe duplo ELICO SL210

Fig: 4. 2.2. Balança eletrónica Shimadzu

Espectrofotómetro de feixe duplo UV/Visível, manta de aquecimento, máquina de centrifugação, balança digital, medidor de pH, balança eletrónica, agulhas de alimentação oral, tesouras, tubos de ensaio, seringas, analisador bioquímico automático, tubos de centrifugação, micropipetas.

4.2.2. Produtos químicos utilizados:

Chemicals	Manufacture
Potassium chromate	Central Drug House
Gallic acid, DPPH, phosphate buffer, Methanol, sodium Nitroprusside, sulphanilamide, H_3PO_4, Naphthyl ethylene diamine dihydrochloride, distilled water, Potassium Ferri Cyanide, Ethanol, Methanol, Sulphuric acid	SD-FINE CHEMICALS LTD

4.2.3. Métodos utilizados:

4.2.3.1. Atividade de eliminação de radicais livres DPPH:

Soluções necessárias:

1. Para 0,1 mM DPPH0 - ,004 gms em 100 ml de metanol.

2. Preparação da concentração padrão: Foi preparada a solução-mãe padrão de ácido gálico 50µg/ml em metanol e outras diluições 1, 2,5, 5 e 10pg/ml em metanol foram preparadas para o estudo.

3. Preparação da solução de DPPH: Dissolver 0,002 g de DPPH em 100 ml de metanol, para obter uma solução de DPPH a 0,02 %.

4. Preparação da amostra de teste: A solução de reserva de extractos de folhas foi de 1mg/ml, a partir destas diluições adicionais 10, 25, 50 e 100µg/ml foram preparadas para o estudo.

Princípio:

A reação entre (DPPH) e o antioxidante (H-A) é apresentada a seguir:

$$(DPPH) + (H\text{-}A) \Longrightarrow DPPH\text{-}H + (H)$$
$$(Purple) \qquad\qquad (Yellow)$$

Os antioxidantes reagem com o DPPH para formar um radical estável DPPH-H, o que leva a uma diminuição da absorvância do radical DPPH para o DPPH-H. Esta capacidade de doação de hidrogénio indica o potencial de eliminação dos extractos (Annie et al, 2006). Procedimento:

A atividade antioxidante dos extractos de *Melochia corchorifolia* foi determinada utilizando o método DPPH (Annie Shirwaiker, et al., 2006). Adicionar 1 ml de DPPH a 3,0 ml de extractos (10, 25, 50 e 100 µg/ml). Ler a absorvância trinta minutos depois a 517 nm. A solução em branco foi preparada adicionando apenas DPPH. O ácido gálico foi utilizado como padrão (1, 2,5, 5 e 10µg/ml).

A atividade de eliminação de DPPH foi calculada por:

DPPH eliminado (%) = [(A$_0$ - A$_1$) / A$_0$] x 100

Em que A$_o$ é a absorvância do controlo (que contém todos os reagentes, exceto o extrato da amostra) e Ai é a absorvância do extrato.

4.2.3.1. Atividade de eliminação de óxido nítrico:

Soluções: Para nitroprussiato de sódio 5 mM -- 0,3 gm em 100 ml.

Para Sulfanilamida a 1% - 1 gm em 100 ml.

Para 0,1% de dicloridrato de naftiletilenodiamina -- 0,1 gm em 100 ml.

Para H3PO4 a 2% -- 2 gms em 100 Ml.

Preparação:

1. Preparação da solução padrão: O padrão, solução estoque de ácido gálico 50μg / ml em água destilada foi preparado e outras diluições 1, 2,5, 5 e 10μg / ml em água foram preparadas para o estudo.

2. Preparação da amostra de teste: Os extractos de folhas 1 mg/ml foram preparados em água destilada e outras diluições 10, 25, 50 e 100μg/ml foram preparadas para estudo.

3. Preparação do nitroprussiato de sódio de 5 mm: 0,0744 g de nitroprussiato de sódio é completado até 50 ml.

4. Preparação da sulfanilamida a 1 %: dissolver 50 g de sulfanilamida em 50 ml de água e completar o volume até 50 ml.

5. Preparação do reagente de Griess a 0,1 %: dissolver 0,05 g de dicloridrato de naftil-etilenodiamina em água e completar o volume até 50 ml.

6. Preparação do ácido fosfórico a 2 %: 1 g de ácido fosfórico é dissolvido em água e completado até 50 ml.

Princípio:

O nitroprussiato de sódio gera regularmente óxido nítrico em solução a pH 7,2. Este pode ser medido utilizando o método de Griess-illosvoy modificado. O óxido nítrico gerado é convertido em ácido nítrico e ácido nitroso com oxigénio dissolvido e água. O ácido nitroso forma um complexo púrpura com o reagente de Griess e é determinado.

Nitroprussiato de sódio + solução aquosa = óxido nítrico

Óxido Nítrico + Dissolvido 02/Água = Ácido Nítrico + Ácido Nitroso

Ácido nitroso + ácido sulfanílico = sal de diazónio 1-Naptiletileno dihidrodiamina + sal de diazónio = dicloridrato de azodina (corante de cor púrpura).

Procedimento:

A atividade radicalar do óxido nítrico dos extractos de *Melochia corchorifolia* foi determinada pelo método seguido por David (David, 1999). Os extractos (10, 25, 50 e 100 pg/ml) foram misturados com nitroprussiato de sódio e incubados a 25 °C durante 150 min. Os extractos foram reagidos com o reagente de Greiss. A absorvância foi lida a 546 nm. O padrão utilizado como ácido gálico (1,2,5, 5 e 10pg/ml) foi tratado da mesma forma com o reagente de Griess. Foi calculada a percentagem de diminuição da absorvância.

Óxido nítrico eliminado (%) = [(A$_0$ - A$_1$) / A$_0$] x 100

Em que A$_o$ é a absorvância do controlo que não contém extrato e Ai é a absorvância do extrato.

4.I.3.3. Ensaio de eliminação de radicais hidroxilo:

Soluções: Para 1,5 mM FeSC^ -- 0,0417 gm em 100 ml.

Para H2O2 6mM: 1 litro de H2O2 30% =1110 gms (1,1 lg/cm^3 * 1000 cm^3 = 11 lOgm) 30% de 1110 gms de H2O2 pesa = 333 gms 333g/34 g/mol = 9,79 moles. Por conseguinte, 6 mM H2O20,06 ml em 100 ml.

Para salicilato de sódio 20 mM - 0,276 gms em 100 ml

Princípio:

A capacidade de eliminação do radical hidroxilo foi descrita de acordo com (Smirnoff e Cumbes, 1989) para detetar a atividade de quelação de metais dos antioxidantes em reacções do tipo Fenton e determinar a capacidade de proteção contra o radical hidroxilo.

Procedimento:

A atividade de eliminação de hidroxilo dos extractos de *Melochia corchorifolia* foi medida pelo método do ácido salicílico (Smirnoff e cumbes 1989). Os extractos (1mL) em diferentes concentrações (10, 25, 50 e 100 µg/ml) foram adicionados ao reagente contendo 1 mL de sulfato ferroso, 0,7 mL de peróxido de hidrogénio e 0,3 mL de salicilato de sódio. Deixar repousar durante 1 hora a 37°C e medir a absorvância da mistura de reação após 1 hora a 562 nm.

A atividade de eliminação de hidroxilo foi calculada:

Capacidade de eliminação dos radicais hidroxilo (%) = [(A$_0$ - A$_1$) / A$_0$] x 100

Em que A$_o$ é a absorvância do controlo (não contém extrato) e Ai é a absorvância do extrato.

4.2.3.4. Atividade de eliminação de peróxido de hidrogénio:

Requisitos:

Peróxido de hidrogénio, ácido clorídrico, di-hidrogenofosfato de potássio pH 7,4 Preparação do tampão :

Reagente -1: Adicionar 119,31 g de hidrogenofosfato dissódico em água para obter 1000 ml.

Reagente - II: Adicionar 45,36 g de di-hidrogenofosfato de potássio em água para obter 1000 ml.

Misturar 85 ml de Reagente - I e 15 ml de Reagente II e ajustar o pH a 7,4 com ácido clorídrico.

Princípio:

Normalmente, o corpo humano é exposto ao peróxido de hidrogénio aproximadamente 0,3mg/kg/dia através da ingestão de vegetais de folha, inalação de vapores, névoa e através do contacto com os olhos ou a pele. Este H2O2 é rapidamente convertido em água e oxigénio, o que dá origem a radicais hidroxilo (ponto de radical OH) que são responsáveis pela oxidação dos lípidos e por danos no ADN do organismo.

Procedimento:

A capacidade de eliminação de H2O2 dos extractos de *Melochia corchorifolia* foi determinada pelo método de Ruch et al. Os três extractos (10, 25, 50 e 100 μg/ml) foram dissolvidos em água e adicionados a uma solução de peróxido de hidrogénio (0,6 ml, 40 mM). Ler a 230 após dez minutos.

A atividade de eliminação de H2O2 foi calculada:

% de [H2O2] eliminado = $[(A_0 - A_1) / A_0] \times 100$

Em que, A_0 é a absorvância do controlo (não contém extrato) e A_1 é a absorvância do extrato da amostra.

4.3. Atividade diurética:

4.3.1. Produtos químicos utilizados:

Chemicals	Manufacture
Furosemide and Cystone	Sri Krishna Drugs and Pharmaceutical Ltd.HYD
Sodium Chloride, Potassium Chloride, Silver Nitrate, Methyl Orange, Sodium Phosphate, Potassium Permanganate, Oxalic Acid, Ethanol, Methanol.	SD-FINE CHEMICALS LTD

4.3.2. Equipamentos utilizados:

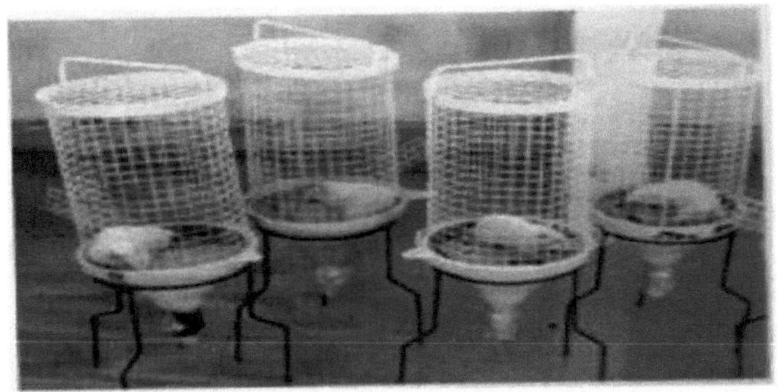

Fig: 4.3.2.I. Gaiolas metabólicas

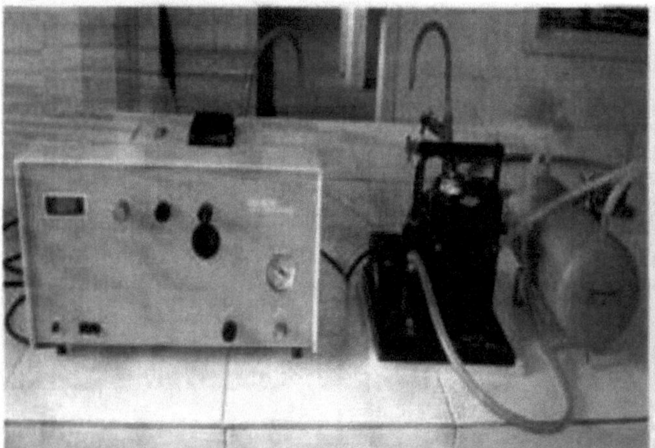

Fig: 4.3.2.I. Fotometria de chama ELICO CL-354

4.3.3. Animais de laboratório:

Quarenta e dois ratos albinos machos adultos saudáveis, pesando aproximadamente 180 g, foram adquiridos no Biotério e utilizados para a atividade diurética. Os protocolos experimentais e os cuidados com os animais foram seguidos de acordo com as directrizes da CPCSEA.

4.3.4. Alojamento:

Os ratos foram mantidos em gaiolas limpas, com seis animais por grupo em cada gaiola. O material de cama é substituído de três em três dias por material fresco para manter os animais limpos e secos. Os bebedouros foram examinados regularmente para garantir o seu bom funcionamento.

4.3.5. Desenho experimental:

A atividade diurética da *Melochia corchorifolia* foi determinada utilizando o método de Lipschitz (Lipschitz et al., 1943). Os granulados fornecidos aos ratos foram interrompidos antes das 18 horas e a água parada antes da experiência. Os ratos foram agrupados em seis grupos [3 ratos em cada]. Foi administrada a todos os ratos uma dose inicial de 25 ml/kg de solução salina normal.

Grupo I: O grupo (Controlo) recebe apenas veículo, 0,5% de acácia por via oral.

Grupo II: O grupo (Padrão) recebe Furosemida (5mg/kg p.o) dissolvida em veículo.

Grupo III & IV: O grupo (Teste-1) recebe extrato clorofórmico de *Melochia corchorifolia* (200 mg/kg e 400mg/kg p.o. respetivamente).

Grupo V & VI: (Teste-2) O grupo tratado recebe extractos etanólicos de *Melochia corchorifolia* (200 mg/kg e 400mg/kg p.o. respetivamente).

Depois de receberem a dose respetiva do fármaco, os animais foram imediatamente mantidos em metabolismo (Vogel e Vogel 1997). O volume de urina foi recolhido e medido após 5 horas. A urina foi utilizada para estimar os respectivos iões por fotometria de chama - iões sódio, potássio (Jeffery, 1989) e por análise titrimétrica - cloreto, bicarbonato foram determinados (Beckette & Stenlake, 1997) após 24 horas.

4.4. Atividade antiurolítica:

4.4.1. Requisitos:

Ácido cítrico, hidróxido de sódio, cloreto de potássio, ácido ascórbico, cloreto de sódio, ureia, bicarbonato de sódio, fosfato de potássio, creatinina, ácido sulfúrico e água desionizada.

4.4.2. Produtos químicos utilizados:

O etilenoglicol foi recebido de Mumbai, S D fine chemicals laboratories,. Comprimidos de CYSTONE de (Bengaluru, The Himalaya Drug Company), utilizados como medicamento antiurolítico padrão.

4.4.3. Equipamento utilizado:

Fig. 4.2.1. Espectrofotómetro de UV de feixe duplo ELICO SL210

Fig. 4.2.2. Balança eletrónica Shimadzu

Fig. 4.3.2.1. Gaiolas metabólicas

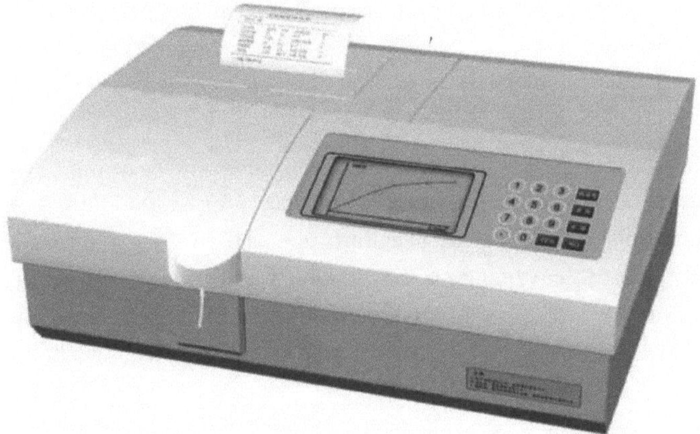

Figura 4.4.3.4: Analisador bioquímico

4.4.4. Atividade antiurolítica *in-vitro*:

4.4.4.1. Protocolo experimental:

A atividade antiurolítica *in-vitro* dos extractos de *Melochia corchorifolia* foi determinada pelo método de cristalização do oxalato de cálcio. Este método mede as alterações de turbidez devido à cristalização. A cristalização foi iniciada pela adição de soluções de cloreto de cálcio (4 mmol/L) e oxalato de sódio (50 mmol/L) à urina artificial, ambas preparadas num tampão contendo Tris 0,05 mol/L e NaCl 0,15 mol/L a pH 6,5 e 37 °C. O oxalato de cálcio precipita a foi lido a 620 nm (Bums e Finlayson 1980).

4.4.4.2. Urina sintética Preparação:

Ingredients	Quantity
Potassium chloride,	3.8gm
Sodium chloride	8.5gm
Urea	24.5gm
Citric acid	1.03gm
Ascorbic acid	0.34gm
Potassium phosphate	1.18gm
Creatinine	1.4gm
Sodium hydroxide	0.64gm
Sodium bicarbonate	0.47gm
Sulfuric acid	0.28ml

Para a preparação da urina sintética, os ingredientes acima mencionados foram adicionados a 500 ml de água desionizada e agitados durante uma hora e a urina sintética foi armazenada a -4°c até ser utilizada (Bensatal e Ouahrani, 2008).

4.4.4.3. Estudo sem inibidor:

Colocou-se 1 ml de urina artificial na cuvete e adicionou-se-lhe 0,5 ml de água destilada e efectuou-se a leitura em branco. Adicionou-se 0,5 ml de oxalato de sódio a 1 ml de urina artificial e mediram-se as leituras durante um período de dez minutos.

4.4.4.4. Estudo com inibidor:

Os extractos foram dissolvidos em água destilada e filtrados através de um filtro de membrana, tendo sido obtidas as concentrações de 100, 300 e 500µg/ml. Foi introduzida na célula uma mistura de 1 ml de urina artificial e 0,5 ml de solução de extractos. Foi efectuada a leitura em branco e, em seguida, adicionou-se 0,5 ml de solução de oxalato de sódio à urina artificial e registou-se a absorvância durante um período de 10 minutos com um intervalo de 2 minutos a 620 nm (Bensatal e Ouahrani 2008).

A % de inibição foi calculada da seguinte forma

$$\% \ de \ inibição = \frac{absorvância \ do \ controlo - absorvância \ do \ ensaio}{absorvância \ do \ controlo} \times 100$$

4.4.5. Atividade antiurolítica *in vivo*:

4.4.5.1. Animais de laboratório:

Os animais foram seleccionados de forma a estarem isentos de doenças, lesões e enfermidades. Apenas os animais saudáveis, com um peso de 150-200 g, foram seleccionados e mantidos em condições laboratoriais normais.

4.4.5.2. Preparação e administração das doses:

Foi utilizado tragacanto a 2% para preparar doses de 1 ml/lOOg de peso corporal. Os extractos foram administrados por sonda de intubação gástrica numa dose única após jejum de 3 a 4 h.

4.4.5.3. Observações:

Após a administração do fármaco, observar cuidadosamente os animais durante as primeiras 24 horas. São também necessários dados adicionais sobre o SNA e o SNC, juntamente com a coloração da pele, convulsões, movimentos oculares, tremores, etc.

4.4.5.4. Recolha e análise da urina:

Um dia antes de iniciar a experiência e após 28 dias de tratamento, os animais foram mantidos em gaiolas metabólicas durante 24 horas. As amostras de urina foram recolhidas e avaliadas quanto à presença de constituintes formadores de cálculos utilizando um analisador bioquímico.

4.4.5.5. Procedimento experimental: (Babita e Vishnudev 2013)

O método de hiperoxalúria induzida por etilenoglicol foi utilizado para estudar a atividade antiurolítica em ratos. O etilenoglicol (0,75%v/v) foi administrado em água potável a todos os grupos para produzir cálculos renais durante 28 dias e para o grupo IV a VII o tratamento com extrato foi iniciado de 15 dias a 28 dias. Os pormenores são apresentados no quadro **4.4.5.1** abaixo.

Tabela 4.4.5.1. Desenho experimental da atividade antiurolítica:

Group	Dose
Group I	Control group received normal drinking water
Group II	Induction of renal calculi as Positive control received only ethylene glycol (0.75%v/v) dissolved in drinking water for 28 days.
Group III	Received ethylene glycol 1st to 28th day and standard antiurolithiatic drug Cystone (750mg/kg) from 15th day to 28th day.
Group IV	Received ethylene glycol 1st to 28th day and *Melochia corchorifolia* Chloroform Extract (200mg/kg) from 15th day to 28th day.
Group V	Received ethylene glycol 1st to 28th day and *Melochia corchorifolia* Chloroform Extract (400mg/kg) from 15th day to 28th day.
Group VI	Received ethylene glycol 1st to 28th day and *Melochia corchorifolia* Ethanolic Extract (200mg/kg) from 15th day to 28th day.
Group VII	Received ethylene glycol 1st to 28th day and Melochia *corchorifolia* Ethanolic Extract (400mg/kg) from 15th day to 28th day.

4.4.5.6. Estimativa dos parâmetros:

Os seguintes parâmetros foram analisados utilizando um analisador bioquímico e kits de diagnóstico:

a. Cálcio (Miller, 1994)

b. Oxalato (Hodgkinson e Williams 1972)

c. Fósforo (Daly, 1972) e

d. Creatinina (Thomas, 1998)

4. 5. Atividade anticancerígena:

4.1.1. Meios utilizados:

O etanol a 100% é utilizado para dissolver o extrato

DMEM (DULBECCO'S MODIFIED EAGLES MEDIA): Este meio é utilizado para suplementar todos os iões, vitaminas e minerais da célula para a sua sobrevivência.

Tabela 4.5.1.Composição do DMEM:

S.NO	COMPONENT (Inorganic Salts)	WEIGHT(G/L)
1.	$CaCl_2$	0.2
2.	MgSO4	0.09767
3.	$NaHCO_3$	3.7
4.	$Fe(NO_3)_3 \cdot 9H_2O$	0.0001
5.	NaH_2PO_4	0.109
6.	KCl	0.4
7.	NaCl	6.4
Amino Acids		
1.	leucine	0.106
2.	Lysine	0.146
3.	Alanyl-L-Glutamine	0.87
4.	Tyrosine	0.10379
5.	Isoleucine	0.106
6.	Cystine	0.063
7.	Arginine	0.084
8.	Histidine	0.042
9.	Glycine	0.03
10.	Phenylalanine	0.066
11.	Methionine	0.03

12.	Threonine	0.042
13.	Valine	0.094
14.	Tryptophan	0.016
15.	Serine	0.095
16.	Proline	0.0034
Vitamins		
1.	Folic Acid	0.004
2.	Choline Chloride	0.0040
3.	D-Pantothenic Acid • ½Ca	0.0040
4.	myo-Inositol	0.0072
5.	Pyridoxine • HCl	0.00404
6.	Niacinamide	0.0040
7.	Thiamine • HCl	0.00400
8.	Riboflavin	0.00040
Others		
1.	D-Glucose	4.50
2.	Pyruvic Acid • Na	0.11
3.	Phenol Red • Na	0.0159
ADD		
1	NaHCO$_3$	3.73
2	L-Glutamine	0.5840

Tabela 4.5.2. Lista dos produtos químicos utilizados.

S. No	Materials	Name Manufacturer	Application
1	Phosphate buffer saline (PBS)	Sigma Aldrich, U.S	To wash the cells
2	Fetal Bovine Serum (FBS)	Genetix	Supplement to cells
3	Trypsin	Sigma Aldrich, U.S	Cell culture study

4	DMEM	Sigma Aldrich, U.S	Cell culture study
5	Methanol	Rankem chemicals, India.	To dissolve lead molecules
6	MTT Reagent	Calbicochem, Darmstadt, Germany.	MTT Assay
7	DMSO	Sigma Aldrich, U.S	To dissolve formazan crystals

Tabela 4.5.3. Lista dos equipamentos utilizados.

S. No	Equipment	Company	Use
1	Millipore water dispenser	Millipore pall cooperation	To obtain triple distilled water
2	Multiple plate reader	Synergo Neo	MTT assay
3	spectrophotometer	Anthos 2020	To read absorbance
4	Digital Weighing machine	Denver instrument SI - 234	To weigh the chemicals
5	Centrifuge	R-8C Laboratory centrifuge.	Separate the mixtures depending on their weight
6	Micropippete (Eppen-drof)	Thermoscientific, 200µL, 100µL, 50µL, 25µL, 12.5 µL,	To transfer small volume of liquid accurately
7	Autoclave	Centex oven	To sterilize the equipments
8	CO_2 Incubator	Thermo Scientific Forma Steri Cycle	To grow & maintain cell cultures

4.1.2. Preparação de diferentes concentrações:

Diferentes concentrações de extractos etanólicos brutos de folhas de *Melochia corchorifolia* foram dissolvidas em DMSO, diluindo-as depois com meio DMEM em condições estéreis.

4.1.3. Cultura celular:

As linhas celulares utilizadas neste trabalho foram obtidas no National Centre for Cell Science, Pune. Foi utilizado um meio essencial mínimo (MEM, GIBCO) para cultivar as linhas celulares.

4.1.4. Ensaio MTT

O ensaio MTT foi realizado de acordo com (Wilson, 2000), com algumas modificações e utilizado para determinar a atividade anti-tumoral dos extractos de folhas de *Melochia corchorifolia*.

Procedimento:

O ensaio foi efectuado semeando as placas de 96 poços com linhas celulares com aproximadamente 5-6 milhares de células em cada poço e incubando durante dois dias a 37°C. Após 2 dias, a camada sobrenadante foi lavada e tratada com meio DMEM e misturada com extractos etanólicos de folhas de *Melochia corchorifolia* (12,5, 25, 50, 100, 200 µg/ml) em triplicado para obter um volume final de 100 µl e depois cultivada durante 48 horas. Os extractos foram preparados como soluções de reserva de concentração 1,0 mg/ml em DMSO. O meio de cultura e o solvente são utilizados como controlos. MTT fresco de 5 µl foi adicionado a todos os poços, mantido por 2 horas a 37°C. Após 30 minutos, a DO da placa de cultura foi lida a 572 nm e 620nm.

Foi calculada a % de viabilidade das células:

$$\% \text{ de viabilidade das células} = \text{DO do controlo - DO do ensaio/DO do controlo} \times 100$$

4.6. Atividade antibacteriana:

4.6.1. Produtos químicos utilizados

S. No.	Compounds	Manufacturers
1.	Beef extract	Qualigens fine chemicals, Mumbai-400025
2.	Sodium chloride	S.d.fine-chem limited, Mumbai-400025.
3.	Agar	
4.	Peptone	Qualigens fine chemicals, Mumbai-400025

4.6.2. Equipamentos utilizados

S.No.	Instrument	Model no.	Manufacturer
1.	Hot air oven	Ki7056.	Kshitij Innovations
2.	Autoclave	Kilab 6605.	
3.	Digital balance	Electronic balance	Schimadzu
4.	BOD incubator	2002E.	
5.	Laminar airflow	LI 127	Kshitij Innovations
6.	Antibiotic zone reader:	CAT2002E.	

4.6.3. Agente antibacteriano:

A Gentamicina foi utilizada como medicamento padrão e é obtida da Pradeep chemicals Pvt. Ltd, Hyderabad.

4.6.4. Preparação de soluções padrão e de ensaio:

As soluções de reserva para os compostos de ensaio de três extractos foram preparadas a uma concentração de 50 e 1OOmg/ml. A solução-mãe do padrão de referência Gentamicina foi preparada a uma concentração de 20µg/ml em água estéril.

Caldo de nutrientes para bactérias

Peptone	0.5%
Sodium chloride	0.5%
Beef extract	0.3%

Os ingredientes acima mencionados, pesando 37g, foram dissolvidos em água destilada (1000 ml), o pH foi ajustado para 7,2-7,4 e esterilizado por autoclavagem a 151bs durante 20min.

4.6.5. Esterilização:

A esterilização dos meios, água, etc., foi efectuada por autoclavagem a 151bs/polegada^2 durante 20 minutos. O material de vidro, como seringas, placas de Petri, pipetas e tubos de ensaio vazios, foi esterilizado por calor seco numa estufa a uma temperatura de 160°c durante uma hora. O meio esterilizado foi arrefecido a 40°c e vertido em placas de Petri com 6 mm de espessura. O meio foi deixado a solidificar à temperatura ambiente.

Ágar nutriente para bactérias:

O extrato de carne de vaca 0,3%, cloreto de sódio 0,5%, peptona -0,5% e ágar 2,0% foram dissolvidos em água destilada (1000 ml), o pH foi ajustado para 7,2-7,4 e esterilizado por autoclavagem a 15 lbs durante 20min

4.6.6. Organismo de teste utilizado:

Os vários organismos gram positivos e gram negativos foram utilizados para a atividade antibacteriana. São eles

Organisms	
Escherichia coli	*ATCC10536*
Staphylococcus aureus	*ATCCBAA1026*
Klebsiella pneumonia	*ATCC33495*
Bacillus subtilis	*ATCC11774*
Pseudomonas aeruginosa	*ATCC10662*

4.6.7. Métodos de teste antimicrobiano:

São utilizados os três métodos seguintes para testar os agentes antimicrobianos (CLSI, 2008; Walker, 2007)

i) Difusão em disco,

ii) Difusão de poços

iii) Ensaio de absorção em ágar

i) Difusão em disco:

Neste método, pegar em placas secas de ágar nutriente de 20 ml, espalhar 0,5 ml de bactérias cultivadas durante a noite sobre as placas de ágar e incubar a 37°c durante 30 minutos. Em seguida, preparar discos de 6mm de diâmetro com 10µl de extractos e impregnar estes discos em placas de ágar e incubar durante a noite a 37°c e registar a zona de inibição após a noite.

ii) Difusão de poços:

Neste método, inocular 19 ml de ágar nutriente fundido com 0,5 ml de bactérias cultivadas durante a noite. O ágar inoculado é vertido em placas de Petri e deixar assentar, criando 5 poços com uma broca de cortiça. Adicionar 100 µl de amostra de teste e incubar durante a noite a 37°c e registar a zona de inibição após a noite.

iii) Ensaio de absorção em ágar:

Neste método, colocar placas de ágar nutriente de 20 ml a secar a 37 °C durante 30 minutos, adicionar 500 µl de extractos à superfície do ágar e espalhar sobre as placas de ágar. Deixar as placas secar à temperatura ambiente. Espalhar 500µl de bactérias seleccionadas nas placas de ágar tratadas com extrato, incubar as placas durante a noite a 37°c e contar as colónias.

4.5.8. Ensaio antibacteriano:

A atividade antibacteriana da *Melochia corchorifolia* foi realizada de acordo com o método de Okeke com algumas modificações (Okeke et al., 2001). O método de difusão em poços; neste método, inocular 19 ml de ágar nutriente fundido 0,5 ml de bactérias cultivadas durante a noite; o ágar inoculado é vertido em placas de Petri e deixar assentar, criar 5 ou o número necessário de poços utilizando uma broca de cortiça. Adicionar 100 µl de folha de *Melochia corchorifolia* (50,100mg/ml) e incubar durante a noite a 37⁰ C e registar a zona de inibição após a noite. A 100 µl de Gentamicina 20µg/ml como referência padrão.

4.7. Atividade anti-helmíntica:

4.6.1. Requisitos:

DMSO, água destilada, placas de Petri

4.6.2. Coleção de minhocas:

As minhocas indianas adultas saudáveis *Pheritima posthuma foram* recolhidas na zona próxima de Surampalem e utilizadas neste estudo. Porque são anatomicamente semelhantes aos vermes intestinais dos seres humanos (Thom et.al., 1977; Chatterjee, 1967). As minhocas estão facilmente disponíveis e são utilizadas para avaliar os compostos anti-helmínticos. As minhocas utilizadas neste estudo eram de tamanho e forma aproximadamente iguais, com cerca de 4-6 cm. As minhocas foram recolhidas num viveiro local.

4.6.3. Material de teste:

Os extractos de folhas de *Melochia corchorifolia* em concentrações de 50 e 100mg/ml determinaram a paralisia e o tempo de morte dos vermes.

4.6.4. Norma de referência:

O albendazol foi utilizado como referência padrão e foi adquirido à Pradeep Organics and chemicals Pvt. Ltd, Hyderabad

4.6.5. Ensaio anti-helmíntico:

O ensaio anti-helmíntico dos extractos de folhas de *Melochia corchorifolia* foi avaliado através da exposição do verme adulto da terra (*Phrritima posthuma*). Os extractos são dissolvidos em água para obter as concentrações de 50 e 1OOmg/ml. Do mesmo modo, foram preparadas concentrações padrão do fármaco de 10 e 20mg/ml. A atividade anti-helmíntica foi realizada pelo método de Ghosh et al., (2005). Os extractos clorofórmico e etanólico dos extractos de folhas de *Melochia corchorifolia* em concentrações de 50 e 100mg/ml e 3 vermes foram mantidos em cada placa de Petri O tempo de paralisia foi registado quando o verme não tem movimento. A hora da morte foi registada depois de os vermes não se moverem quando a água morna (50°c) foi aspergida, seguida da lavagem da cor do corpo.

CAPÍTULO 5

RESULTADOS:

5.1.1. Rastreio fitoquímico qualitativo:

O rastreio fitoquímico qualitativo dos extractos de folhas de *Melochia Corchorifolia* revela a presença dos seguintes constituintes, tais como hidratos de carbono, saponinas, compostos fenólicos e taninos, alcalóides, glicosídeos e flavonóides, indicados em

(Quadro 5.1.1)

Quadro 5.1.1: Rastreio fitoquímico qualitativo dos extractos de folhas de *Melochia corchorifolia*

Phytoconstituents	Ethanol extract	Chloroform extract
Carbohydrates	+	+
Alkaloids	+	+
Glycosides	+	-
Flavonoids	+	+
Proteins and amino acids	-	-
Saponins	+	+
Steroids	+	-
Tannins	+	+

+ = Presença - = Ausência

5.1.2. Rastreio fitoquímico quantitativo:

Os extractos brutos de *Melochia corchorifolia* foram submetidos a um rastreio fitoquímico de determinação quantitativa para a deteção de fenólicos totais, flavonóides totais e alcalóides totais. Os conteúdos fenólicos totais da *Melochia corchorifolia* em termos de mg de equivalente de ácido gálico por 100mg de extrato seco, a concentração de flavonóides da *Melochia corchorifolia* em termos de mg de equivalente de quercetina por 100mg de extrato seco e os alcalóides totais *da Melochia corchorifolia* em termos de mg de equivalente de atropina por 100mg de extrato seco foram apresentados no (Quadro 5.1.3.2)

Quadro n.º 5.1.2. Determinação quantitativa dos extractos de folhas de *Melochia corchorifolia*

S. No	Name of the extract	Total Phenolics GAE/100mg	Total flavanoids QE/100mg	Total alkaloids AE/100mg
1	Ethanol extract	36.06±0.43	9.52±0.23	11.86±0.62
2	Chloroform extract	18.46±0.52	7.04±0.34	16.28±0.36

Os valores são a média ±SEM n=3

5.1.3. Fitoquímica:

As fracções obtidas a partir da cromatografia em coluna foram então dissolvidas em metanol e analisadas quanto às suas medições de massa. Os relatórios de massa obtidos foram depois analisados quanto aos seus componentes activos. Como os relatórios anteriores afirmam que o extrato contém Flavonol glicosídeos como hibifolina, trifolina e melochorina; Flavonóides como vitexina e robunina; concentrámo-nos nas regiões de massa dos compostos correspondentes, que surpreendentemente mostraram os picos de massa necessários de alguns dos compostos relatados. Uma vez que os valores de massa coincidem com os compostos estimados, esperamos que o extrato contenha os seguintes compostos

Uma das fracções apresentou o valor de massa 449,4 com uma intensidade média. Uma vez que a massa da trifolina é 448,37, esperava-se que o pico de massa fosse do ião correspondente $(M+H)^+$. Assim, com os estudos analíticos acima referidos, esperava-se que pudesse conter o flavonol glicosídeo Trifolin (mostrado na figura n.º 5.1.). Da mesma forma, outra fração apresentou um pico de massa a 495,7 com boa intensidade, uma vez que o valor de massa da Hibifolina é 494,36, esperamos que possa ser o pico do ião $(M+H)^+$ do composto correspondente. Com os dados acima, esperava-se que pudesse conter o flavonol glicosídeo Hibifolina (mostrado na figura no.5.2.).

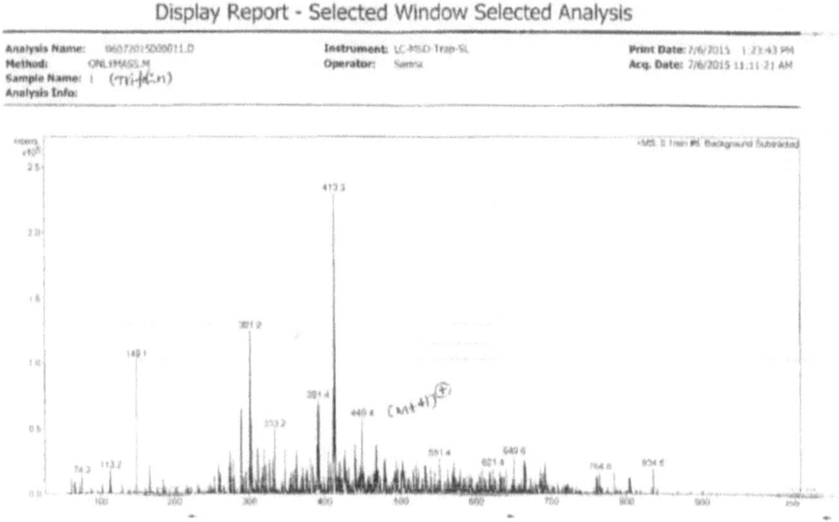

Fig 5.1.3.1: **Espectro ESI-MS da trifolina**

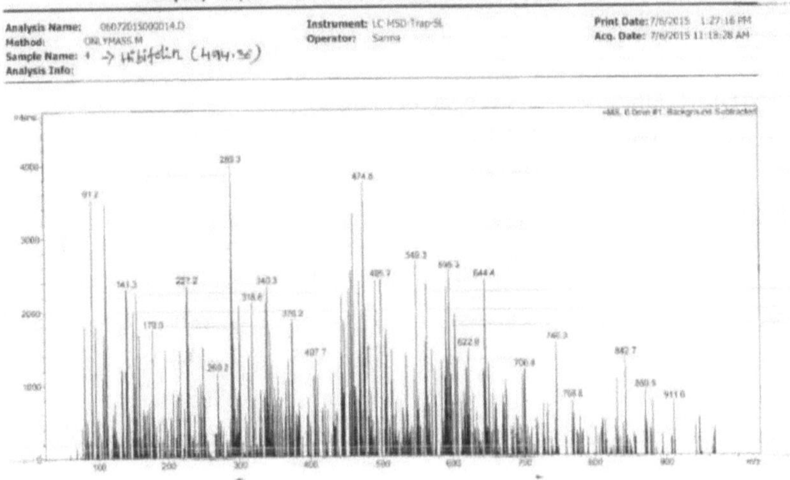

Fig 5.1.3.2: Espectro ESI-MS da hibifolina

1.2. Atividade antioxidante em *Melochia corchorifolia*

1.2.1. Atividade antioxidante *in-vitro* de *Melochia corchorifolia*

1.2.1.1. Ensaio de eliminação do radical DPPH:

Os extractos das folhas de *Melochia corchorifolia* foram submetidos ao ensaio *de eliminação* do radical DPPH. O extrato de clorofórmio mostra uma inibição máxima de 83,44±0,866 a 100µg/ml, o extrato etanólico mostra uma inibição máxima de 79,33±0,98 a 100µg/ml e o ácido gálico (STD) mostra uma inibição máxima de 83,32±0,99 a 10µg/ml (Quadro n.º **5.2.1.1**)

1.2.1.2. Atividade de eliminação de óxido nítrico:

Os extractos clorofórmico e etanólico de *Melochia corchorifolia* foram submetidos ao ensaio de eliminação de óxido nítrico. O extrato de clorofórmio mostra uma inibição máxima a 100µg/ml de 53,18±5,22, o extrato etanólico mostra uma inibição máxima a 100µg/ml de 71,9±1,99 e o ácido gálico padrão mostra uma inibição máxima a 100µg/ml de 45,62±2,51 (Tabela n.º **5.2.1.2**),

1.2.1.3. Atividade de eliminação de hidroxilos:

Os extractos clorofórmico e etanólico de *Melochia corchorifolia* foram submetidos à atividade de eliminação de hidroxilo. O extrato de clorofórmio mostra uma inibição máxima de 64,650±1,118 a 100µg/ml, o extrato etanólico mostra uma inibição máxima de 65,067±0,636 a 100µg/ml e o ácido gálico mostra uma inibição máxima de 40,737±0,511 a 10µg/ml. (Tabela No. **5.2.I.3.**)

1.2.1.4. Ensaio de eliminação de peróxido de hidrogénio:

Os extractos de etanol e clorofórmio de *Melochia corchorifolia* foram submetidos ao ensaio de eliminação de peróxido de hidrogénio. O extrato de clorofórmio mostra uma inibição máxima de 65,067±0,636 a 100µg/ml, o extrato etanólico mostra uma inibição máxima de 56,8±0,115 a 100µg/ml e o ácido gálico (Std) mostra uma inibição máxima de 79,417±1,536 a 10µg/ml (Tabela n.º 5.2.I.4.).

Tabela n.º 5.2.1.1. Atividade de eliminação de DPPH em extractos de *Melochia corchorifolia*

SI. No.	Sample	Concentration (in µg/ml)	%inhibition
1.	Chloroform extract	10	67.54±0.923
		25	74.19±0.472
		50	79.53±1.26
		100	83.44±0.866
2.	Ethanolic extract	10	68.24±1.01
		25	71.68±0.98
		50	75.74±0.99
		100	79.33±0.98
3.	Gallic acid (Std)	1	67.82±1.00
		2.5	70.3±9.37
		5	77.3±1.56
		10	83.32±0.99

Os valores são a média ±SEM n=3

Tabela n.º 5.2.I.2. Atividade do radical óxido nítrico em extractos de folhas de *Melochia corchorifolia*:

S. No.	Sample	Concentration (in µg/ml)	% inhibition
1.	Chloroform extract	10	39.5±1.37
		25	44.72±2.1
		50	44.98±2.84
		100	53.18±5.22
2.	Ethanolic extract	10	32.79±2.66
		25	60.38±1.23
		50	66.72±2.77
		100	71.9±1.99
3.	Gallic acid (Std)	1	6.32±2.32
		2.5	18.57±2.77
		5	43.29±2.0
		10	45.62±2.51

Os valores são a média ±SEM n=3

Quadro n.º 5.2.I.3. Atividade de eliminação de hidroxilos em *Melochia corchorifolia*

S. No.	Sample	Concentration (µg/ml)	% inhibition
1.	Chloroform extract	10	9.5±0.129
		25	29.325±0.111
		50	35.075±0.801
		100	64.650±1.118
2.	Ethanolic extract	10	12.78±0.147
		25	18.4±0.346
		50	40.1±0.802
		100	65.067±0.636
3.	Gallic acid (Std)	1	13.575±0.415
		2.5	20.325±0.309
		5	31.925±0.531
		10	40.737±0.511

Os valores são a média ±SEM n=3

Quadro n.º 5.2.I.4. Atividade de eliminação de peróxido de hidrogénio em *Melochia corchorifolia*

S. No.	Sample	Concentration (in µg/ml)	% inhibition
1	Chloroform extract	10	12.78±0.147
		25	18.4±0.346
		50	40.1±0.802
		100	65.067±0.636
2	Ethanolic extract	10	12.33±0.176
		25	31.51±0.38
		50	40.167±1.014
		100	56.8±0.115
3	Gallic acid (Std)	1	12.733±0.176
		2.5	26.780±0.874
		5	57.750±0.161
		10	79.417±1.536

Os valores são a média ±SEM n=3

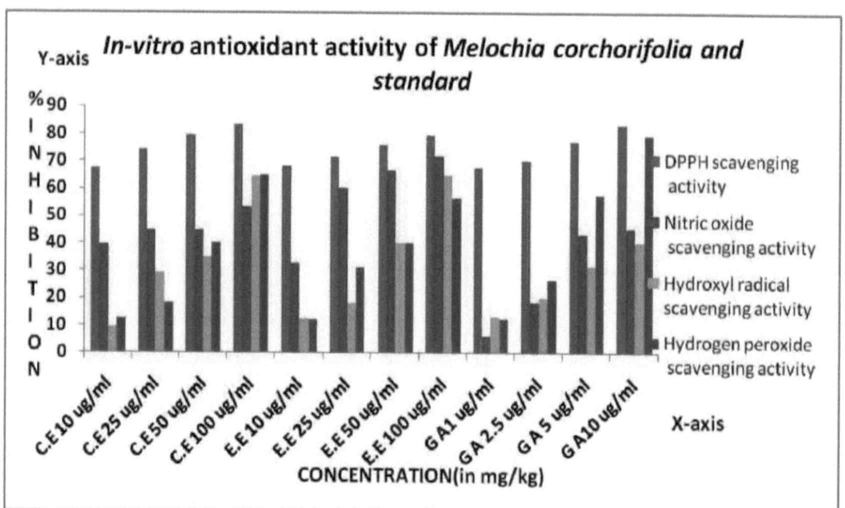

Fig. 5.2.1. Atividade antioxidante *in-vitro* dos extractos de folhas de *Melochia corchorifolia*

1.2.2. Actividades antioxidantes *in-vitro* do conteúdo fenólico de *Melochia corchorifolia*:

1.2.2.1. Ensaio de eliminação do radical DPPH do conteúdo fenólico de *Melochia corchorifolia*".

A capacidade de eliminação do conteúdo fenólico da *Melochia corchorifolia* foi submetida ao ensaio *de eliminação do radical* DPPH e os resultados foram apresentados na Tabela **5.2.2.I**. O conteúdo fenólico da *Melochia corchorifolia* mostra uma inibição máxima de 86,1±0,17 a 100μg/ml e o ácido gálico (STD) mostra uma inibição máxima de 83,32±0,99 a 10μg/ml (Tabela n.º **5.2.2.1**).

1.2.2.2. Atividade do radical óxido nítrico do conteúdo fenólico de *Melochia corchorifolia*".

O conteúdo fenólico da *Melochia corchorifolia* foi submetido ao ensaio de eliminação de óxido nítrico e os resultados mostraram que as inibições aumentaram com o aumento das concentrações do extrato. O conteúdo fenólico mostra uma inibição máxima de 54,12±0,81 a 100μg/ml e o ácido gálico padrão mostra uma inibição máxima a 10μg/ml de 45,62±2,51 (Tabela n.º **5.3.2.2**).

1.2.2.3. 3. Atividade de eliminação de hidroxilo do conteúdo fenólico de Melochia corchorifolia:

O conteúdo fenólico da *Melochia corchorifolia* foi submetido à atividade de eliminação de hidroxilo. O conteúdo fenólico da *Melochia corchorifolia* mostra uma inibição máxima de 44,16±0,82 a 100μg/ml e o ácido gálico mostra uma inibição máxima de 40,737±0,511 a 10μg/ml. (Tabela No.5.**2.2.3**)

1.2.2.4. Ensaio de eliminação de peróxido de hidrogénio do conteúdo fenólico de Melochia corchorifolia:

O conteúdo fenólico da *Melochia corchorifolia foi* submetido ao ensaio de eliminação de peróxido de hidrogénio.

O conteúdo fenólico de *Melochia corchorifolia mostra uma inibição* máxima de 71,7±0,42 em 100µg/ml e o ácido gálico (Std) mostra uma inibição máxima de 79,417±1,536 em 10µg/ml (Tabela n° **5.2.2.4.**),

Tabela n.º 5.2.2.1.Atividade de eliminação do radical DPPH do conteúdo fenólico de
Melochia corchorifolia,

S. No.	Sample	Concentration (µg/ml)	% inhibition
1.	Phenolic content	10	75±0.81
		25	77±1.15
		50	83.5±0.25
		100	88.1±0.17
2.	Gallic acid (Std)	1	67.82±1.00
		2.5	70.3±9.37
		5	77.3±1.56
		10	83.32±0.99

Os valores são a média ±SEM n=3

Quadro n.º S.2.2.2. Atividade de eliminação do radical óxido nítrico de *Melochia corchorifolia*

S. No.	Tested material	Concentration (µg/ml)	% inhibition
1.	Phenolic content	10	34.05±1.26
		25	62.17±0.82
		50	68.15±0.82
		100	74.12±0.81
2.	Gallic acid (Std)	1	6.32±2.32
		2.5	18.57±2.77
		5	43.29±2.0
		10	45.62±2.51

Os valores são a média ±SEM n=3

Tabela No. 5.2.2.3. Atividade de eliminação de hidroxilo do conteúdo fenólico de
Melochia corchorifolia

S.No.	Tested material	Concentration (µg/ml)	%inhibition
1.	Phenolic content	10	14.5±1.2
		25	28.6±0.82
		50	39.14±1.3
		100	68.16±0.82
2.	Gallic acid (Std)	1	13.57±0.415
		2.5	20.32±0.309
		5	31.92±0.531
		10	40.73±0.511

Os valores são a média ±SEM n=3

Tabela No. 5.2.2.4. Atividade de eliminação de peróxido de hidrogénio do conteúdo fenólico de *Melochia corchorifolia*

S. No.	Tested material	Concentration (µg/ml)	%inhibition
1.	Phenolic content	10	23.5±1.6
		25	49.7±0.56
		50	62.4±1.5
		100	71.7±0.42
2.	Gallic acid (Std)	1	12.7±0.17
		2.5	26.7±0.87
		5	57.7±0.16
		10	79.4±1.51

Os valores são a média ±SEM n=3

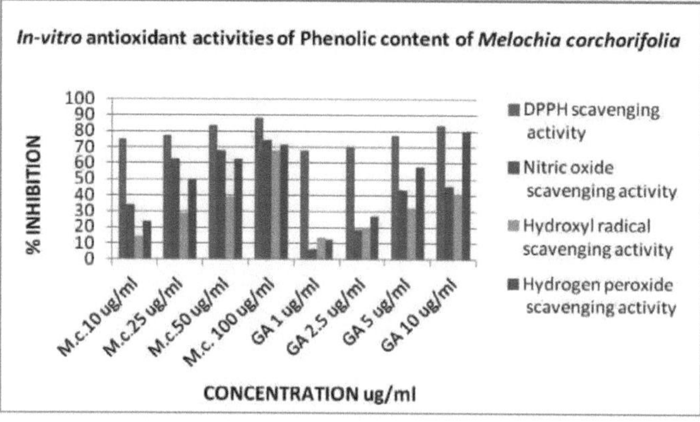

Fig. 5.2.2: Actividades antioxidantes *in vitro* do conteúdo fenólico de *Melochia corchorifolia*

1.3. Atividade diurética:

O extrato clorofórmico de *Melochia corchorifolia* na dose de 200 e 400 mg/kg de peso corporal produziu um volume de urina de 0,44 e 0,61 ml após 5 horas. A excreção de sódio por ambas as doses de extrato de clorofórmio foi de 178,14 e 182,14 pmoles/kg. Da mesma forma, a excreção de potássio, cloretos e bicarbonatos aumentou acentuadamente nos grupos tratados com clorofórmio em comparação com o grupo de controlo.

Mas quando comparado com os grupos tratados com clorofórmio, o grupo tratado com extrato etanólico de *Melochia corchorifolia* apresentou melhores resultados. O extrato etanólico de *Melochia corchorifolia* na dose de 200 e 400 mg/kg de peso corporal produziu volumes de urina de 0,51 e 0,70 ml após 5 horas. A excreção de sódio por ambas as doses de extrato etanólico foi de 172,23 e 212,14µmoles/kg, o que é superior ao grupo tratado com clorofórmio. Do mesmo modo, a excreção de potássio, cloretos e bicarbonatos aumentou acentuadamente nos grupos tratados com extrato etanólico em comparação com os outros grupos. A furosemida foi utilizada como padrão (grupo II). O volume de saída e a excreção de electrólitos com o medicamento padrão foram considerados excelentes. Quando comparado com o extrato de clorofórmio, o extrato etanólico mostra uma boa atividade diurética. Os índices salurético, natriurético e diurético foram calculados para todos os grupos e os resultados foram tabulados na tabela **5.3.2.** Os resultados do efeito diurético do **controlo,** dos **grupos tratados com o extrato e do medicamento padrão Furosemida 5mg/kg foram apresentados na tabela** 5.3.1

Tabela No. 5.3.1: Efeito diurético dos extractos de folhas de *Melochia corchorifolia*.

Parameters	Control	Standard Furosemide 5mg/kg	Chloroform extract in mg/kg		Ethanolic extract in mg/kg	
			200	400	200	400
Volume of urine (mL/Hr) after 5hrs	0.18 ±0.26	0.74±0.14 **	0.44±0. 62*	0.61± 0.04**	0.51±0. 56**	0.70±0 .52**

Sodium (Na$^+$) µmoles/Kg	173.3 ±0.35	232.14±0. 65**	178.14 ±0.45	182.14 ±0.36* *	172.14 ±0.24	212.14 ±0.35* *
Potassium (K$^+$) µmoles/Kg	121.48± 0.06	144±0.23* *	114±0. 64	129±0 .24*	118±0. 76	134±0. 29**
Chloride (Cl$^-$) µmoles/Kg	98.69±0 .59	152±0.329 **	76±0.4 2	102±0 .32*	97±0.1 2	132±0. 09**
Bicarbonate (HCO3$^-$) µmoles/Kg	9.97±0. 17	26±0.22**	10±0.5 6	16±0. 42*	13±0.1 4	21±0.0 8**

Os valores são Média ± SEM; n=3; **p<0,01**; Todas as comparações são feitas com o controlo.

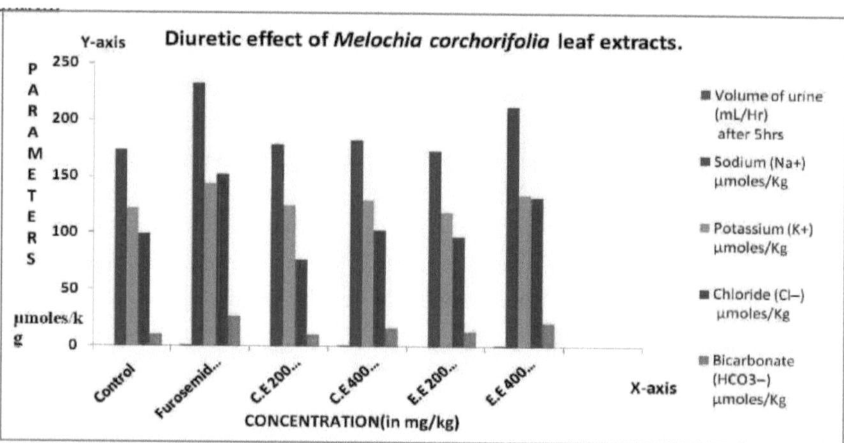

Fig. No. 5.3.1: Efeito diurético dos extractos de folhas de *Melochia corchorifolia*.

Tabela 5.3.2: Índices saluréticos, natriuréticos e diuréticos dos extractos de folhas de *Melochia corchorifolia*.

S. No.	Parameters	Control	Standard	Chloroform extract in mg/kg		Ethanolic extract in mg/kg	
				200	400	200	400
1.	Saluretic Index [Na$^+$+ Cl$^-$]	156.5 ±0.3	384±0.44**	254±0.06*	284±0.06*	269±0.14*	344±0.10**
2.	Natriuretic Index [Na$^+$/ K$^+$]	1.04± 0.18	0.88±0.16	1.21±0.16	1.41±0.42	1.45±0.12	1.58±0.14
3.	Volume of urine in ml after 5hrs	0.15± 0.08	0.74±0.08	0.44±0.14**	0.61±0.03**	0.51±0.24**	0.70±0.056**
4.	Diuretic Index	-	4.11±0.8	2.44±0.20	3.38±0.14	2.83±0.24	3.88±0.18

Os valores são Média±SEM n=3 *p>0,05, **=p>0,01

Índice diurético = volume de urina do grupo de ensaio/volume de urina do grupo de controlo

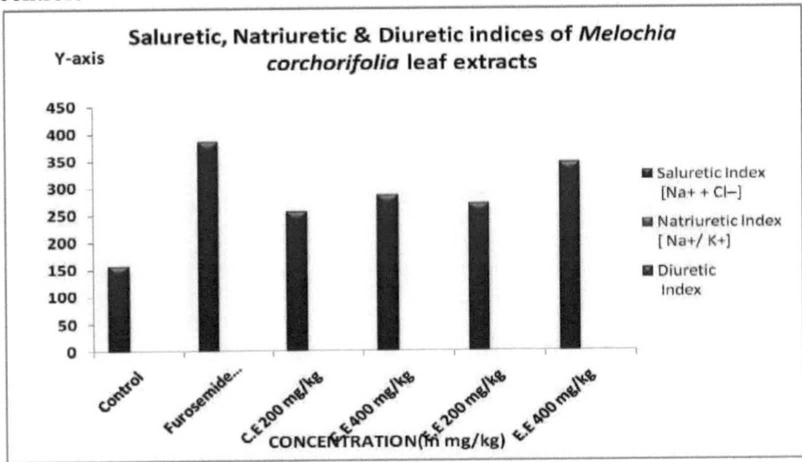

Fig. 5.3.2: Índices saluréticos, natriuréticos e diuréticos dos extractos de folhas de *Melochia corchorifolia*.

1.4. Atividade anti-Urolithiatic:

1.4.1. Atividade anti-Urolithiatic *in-vitro*:

Os resultados da atividade anti-Urolithiatic *in-vitro* de clorofórmio e extractos etanólicos de folhas de *Melochia corchorifolia* exibem a inibição % dependente da dose e do tempo foram dados na Tabela abaixo. **5.4.1.**

Tabela No. 5.4.1: Atividade anti-Urolithiatic *in-vitro* dos extractos de *Melochia*

corchorifolia

S. No.	% inhibition at time in seconds	Chloroform extract in µg\ml			Ethanol extract in µg\ml		
		100	300	500	100	300	500
1	0sec	24.32±0.50	32.46±0.16	43.38±0.18	27.03±0.11	36.12±0.14	46.34±0.27
2	120sec	26.48±0.54	35.34±0.18	49.41±0.42	30.84±0.13	41.21±0.32	54.12±0.27
3	240sec	29.90±0.62	39.91±0.18	55.80±0.18	33.69±0.14	45.02±0.18	57.57±0.18
4	360sec	32.13±0.66	42.88±0.18	59.94±0.18	36.07±0.15	48.19±0.18	60.47±0.18
5	480sec	34.25±0.71	45.72±0.14	63.91±0.48	39.70±0.16	53.05±0.37	63.24±0.19
6	600sec	36.29±0.52	48.44±0.15	66.71±0.12	42.02±0.70	56.15±0.18	67.16±0.16

Os valores são a média ±SEM n=3

A inibição máxima do clorofórmio (500 µg\ml) foi observada em 66,71%. Mas quando comparado com estes 2 extractos, o extrato etanólico mostrou uma % de inibição máxima de 67,16%.

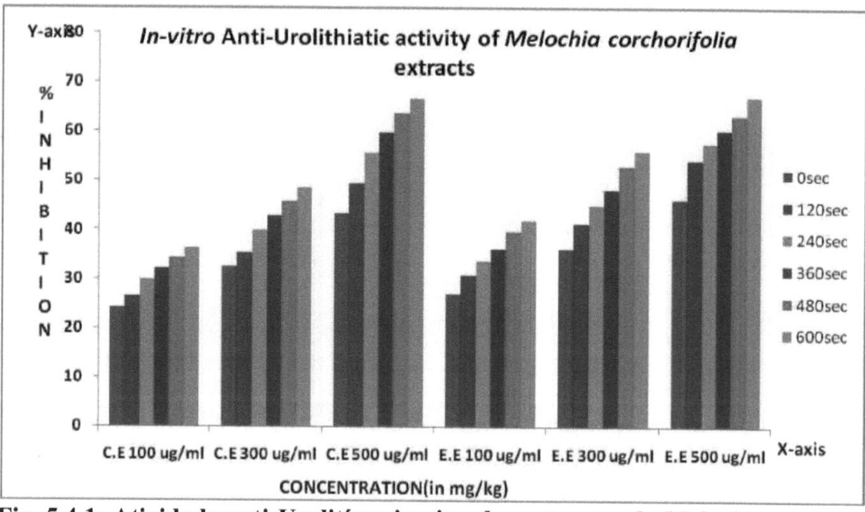

Fig. 5.4.1: Atividade anti-Urolitíase *in-vitro* dos extractos de *Melochia corchorifolia*

1.2.3. Atividade anti-Urolithiatic *in-vivo*:

Os extractos etanólico e clorofórmico de *Melochia corchorifolia* apresentaram uma diminuição acentuada dos níveis de oxalato, fosfato e cálcio na urina e também no soro. Os níveis de oxalato, fosfato e cálcio na urina após a indução de cálculos (grupo II) foram de 7,63, 40,0 e 14,67mg/dl. Os ratos tratados com extrato clorofórmico de *Melochia corchorifolia* com uma dose de 200 e 400 mg/kg diminuíram os níveis de oxalato, fosfato e cálcio. Mas quando comparados com o grupo V (grupo tratado com clorofórmio 400mg/kg), os grupos tratados com extrato etanólico (grupo VII) diminuíram os níveis de oxalato, fosfato e cálcio em maior medida. Os resultados são 2,49, 15,87 e 3,37mg/dl. Os resultados dos três grupos tratados com extrato são significativos e comparáveis ao medicamento padrão (750mg/kg). Os níveis de oxalato, fosfato e cálcio do grupo tratado com cistona são de 3,20, 15,30 e 3,33 mg/dl, respetivamente. Do mesmo modo, os grupos tratados com clorofórmio e etanólico do extrato de folhas de *Melochia corchorifolia* diminuíram acentuadamente os níveis de ácido úrico, cálcio e creatinina no soro. Os níveis máximos de ácido úrico, creatinina e cálcio foram encontrados em ratos induzidos por cálculos (grupo II) 7,70, 38,33 e 16,33mg/dl. O extrato clorofórmico de *Melochia corchorifolia* na dose de 200 e 400 mg/kg de peso corporal diminuiu o nível de. Mas quando comparado com estes dois extractos, os grupos tratados com etanólico diminuíram o nível de oxalato, fosfato e cálcio em maior medida. Os resultados são 3,30, 0,80 e 3,43 mg/dl, ao passo que o grupo tratado com Cystone apresenta níveis de ácido úrico, cálcio e creatinina de 2,20, 1,90 e 9,78 mg/dl, respetivamente. Todos estes resultados são mencionados na tabela **5.4.2.**

Tabela No. 5.4.1. Atividade Anti-Urolítica *in-vivo* dos extractos de folhas de *Melochia corchorifolia*.

Parameters		Group I (Control)	Group II (Calculi Induced)	Group III (Cystone) 750mg/kg	Group IV CE-200 mg/kg	Group V CE-400 mg/kg	Group VI EE-200 mg/kg	Group VII EE-400 mg/kg
U ri ne	Calcium mg/dl	3.53±0.05	14.67±0.57	3.33±0.05**	5.40±0.10**	3.59±0.06**	4.96±0.05**	3.37±0.15**
	Phosphate mg/dl	18.40±0.52	40.00±0.60	15.30±0.60**	29.63±0.23**	19.17±0.76**	10.55±0.19**	15.87±0.23**
	Oxalate mg/dl	4.30±0.10	7.63±0.05	3.20±0.10**	4.03±0.15**	2.68±0.05**	3.70±0.10**	2.49±0.02**

S	Calcium mg/dl	8.13±0.23	16.33±0.53	3.43±0.15 **	11.97±0.45**	7.96±0.14**	14.53±0.30**	9.78±0.11**
e ru m	Creatinine mg/dl	0.65±0.05	38.33±0.57	0.80±0.10 **	17.65±0.21**	11.53±0.50**	11.98±0.01**	1.90±0.10**
	Uric acid mg/dl	3.23±0.05	7.70±0.10	3.30±0.26	3.33±0.15	2.21±0.04	3.25±0.03**	2.20±0.15**

CE-extrato clorofórmico, EE-extrato etanólico Os valores são Média± SEM; n=3 (número de animais em cada grupo); **p<0,01, Todas as comparações são feitas com as do controlo.

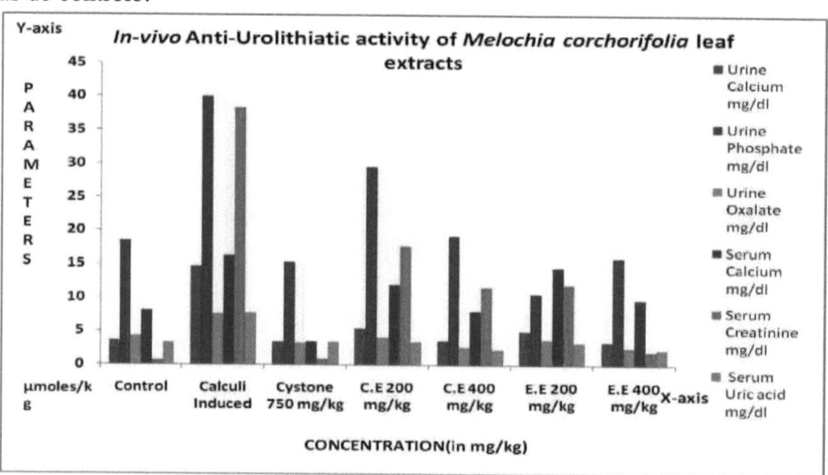

Fig. 5.4.1. Atividade anti-Urolithiatic *in-vivo* dos extractos de folhas de *Melochia corchorifolia*.

1.5. Atividade anticancerígena:

A atividade anticancerígena foi determinada adoptando o método de ensaio MTT e os resultados da *Melochia corchorifolia* na linha de células HCT-116 (cancro do cólon humano) na tabela n.º 2.7.5. Mostra uma boa percentagem de citotoxicidade quando comparada com a *Melochia corchorifolia* na linha de células de cancro da mama MCF-07 (Michigan Cancer Foundation-7) e no controlo. A partir deste estudo, a atividade do extrato etanólico de *Melochia corchorifolia na* linha celular HCT-116 a 200µg/ml mostrou 55,71% de inibição e para a linha celular MCF-07 a 200pg/ml mostrou 47,54% de inibição. Os resultados são apresentados na tabela n.º 2.7.4 e 2.7.5. apresentados na tabela n.º. 5.5.1.

Tabela No. 5.5.1. Efeito da *Melochia corchorifolia* na linha celular de cancro MCF-07.

Conc. (µg/ml)	*Melochia corchorifolia*	Control (-) Treated	C-T/C	% Inhibition	IC$_{50}$ µg/ml	IC$_{50}$ µg/ml std (5-Flu)
12.5	1.1935	0.2462	0.17100784	17.10		
25	0.9808	0.4589	0.318746961	31.87		
50	0.8773	0.5624	0.390636938	39.06		80.42
100	0.8120	0.6277	0.435993609	43.59	157.40	
200	0.7552	0.6845	0.475446273	57.54		
Control	1.4397	0				

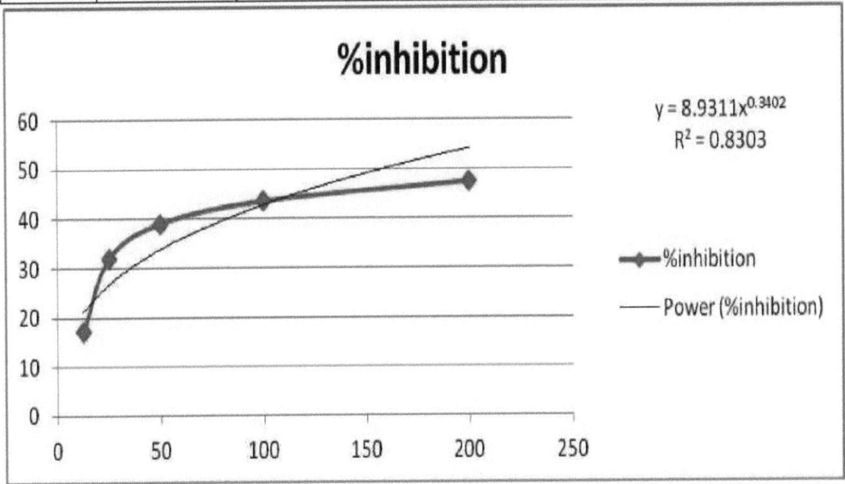

Fig. 5.5.1. Efeito da *Melochia corchorifolia* na linha celular MCF-07.

Quadro n.º 5.5.2. Efeito da *Melochia corchorifolia* na linha celular de cancro HCT-116

Concn. (µg/ml)	*Melochia corchorifol ia*	Control (-) Treated	C-T/C	% Inhibition	IC$_{50}$ µg/ml	IC$_{50}$ µg/ml std (5-Flu)
12.5	0.9799	0.2585	0.208728652	20.87		
25	0.9209	0.3175	0.256379198	25.63		
50	0.7684	0.4700	0.379547014	37.95		
100	0.6943	0.5441	0.439397609	43.93	138.48	80.26
200	0.5485	0.5877	0.557107674	55.71		
Control	1.2384					

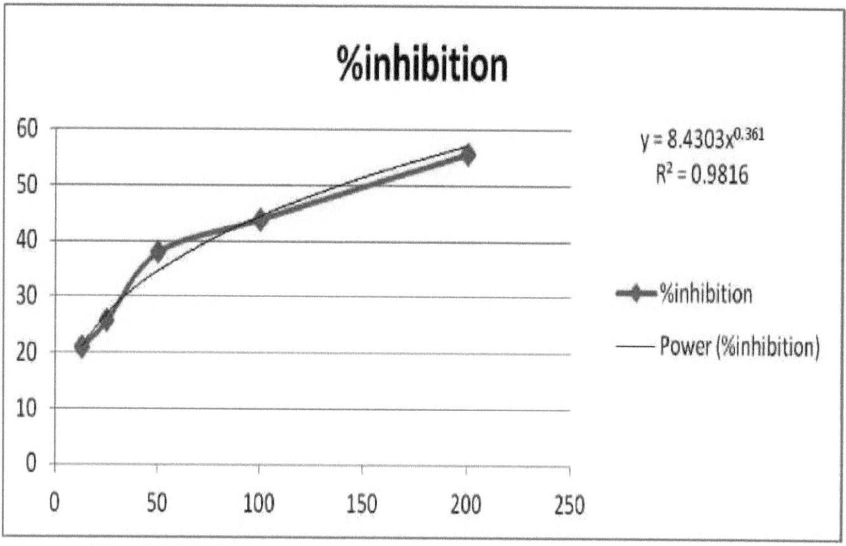

Fig. 5.5.2.Efeito *do MMetochio corchorifolia* na linha de células HCT

1.6. Atividade antibacteriana:

O extrato alcoólico de *Melochia corchorifolia* a uma concentração de 100 mg/ml mostrou uma zona de inibição máxima contra *Klebsiella pneumonia ATCC33495, Pseudomonas aeruginosaATCC10662, Escherichia coli ATCC10536* e as zonas de inibição são 13,6, 14 e 13,6 mm.

O extrato de clorofórmio de *Melochia corchorifolia* a uma concentração de 100 mg/ml mostrou uma zona de inibição máxima em Staphylococcus *aureus ATCCBAA1026 e Klebsiella pneumonia ATCC3349 e* as zonas de inibição são de 18 e

12 mm. O extrato aquoso de *Melochia corchorifolia* a uma concentração de 100 mg/ml mostrou uma zona de inibição máxima contra *Pseudomonas aeruginosa ATCC10662* e *Escherichia coli e* a zona de inibição é de 14 e 13,6 mm

Os valores médios± SEM foram calculados para cada extrato. Todos os resultados são comparados com a Gentamicina padrão de referência (Tabela **5.6.1** e fig. **5.6.1).**

Quando comparados com todos os resultados, os grupos tratados com extrato de álcool apresentaram melhores resultados do que outros grupos tratados com extrato de *Melochia corchorifolia.*

Tabela No: 5.6.1: Atividade antibacteriana dos extractos de folhas de *Melochia corchorifolia*

S. No.	Name of the organism	STD IZ (in mm) 20µg/ml	M.C.C.E IZ (in mm)		M.C.A.E Z (in mm)	
			50mg/ml	100mg/ml	50mg/ml	100mg/ml
1	*Klebsiella pneumonia*	18± 0.77	10± 0.70	12± 0.70*	11.8± 0.37	13.6± 0.52*
2	*Pseudomonas aeruginosa*	15± 0.47	5.4± 0.53	7.6± 0.51	12.4± 0.67	14± 0.72**
3	*Escherichea coli*	20.2±0.34	9.2± 0.37	11.8± 0.37*	11.8± 0.37*	13.6±0.51**
4	*Bacillus subtilis*	18.6±0.50	9.6± 0.81	10.6± 0.51*	6±0.70	9± 0.54*
5	*Staphylococcus aureus*	18± 0.76	7± 0.72	18± 0.50**	10± 0.77*	12± 0.47*

Todos os valores são média ± SEM n=3, *p<0,05, **p<0,01.Todos os valores são comparados com o padrão.

IZ=zona de inibição

M.C.C.E = Extrato Clorofórmico de *Melochia corchorifolia* (50, 100 mg/ml)

M.C. A.E = Extrato de álcool de *Melochia corchorifolia* (50, 100 mg/ml STD= Medicamento padrão Gentamicina (20 µg/ml)

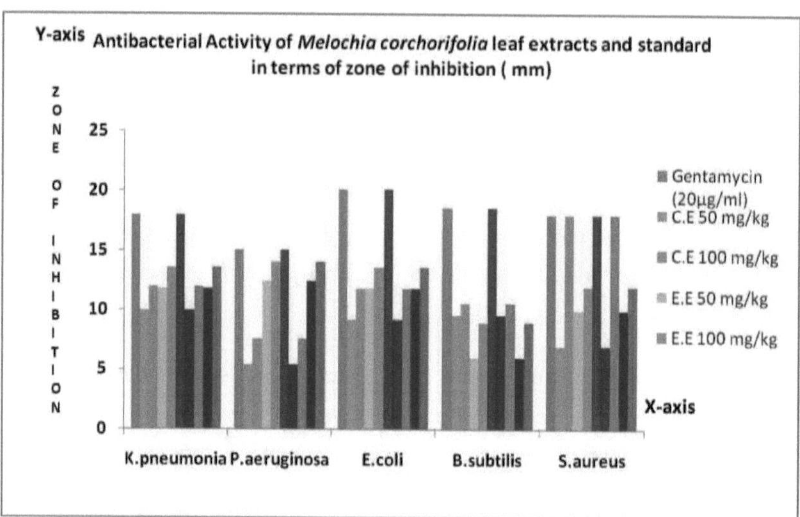

Fig. 5.6.1: Atividade antibacteriana dos extractos de folhas de *Melochia corchorifolia*

1.7. Atividade anti-helmíntica:

O ensaio anti-helmíntico foi avaliado expondo os adultos de *Pheritima posthuma* a clorofórmio e extractos etanólicos de *Melochia corchorifolia*. (50,100mg/ml), Albendazol 10 e 20mg/ml foram utilizados como padrão de referência. O extrato clorofórmico de *Melochia corchorifolia* a uma dose de 100mg/ml exibiu paralisia máxima e tempo de morte de 4 e 12,13 minutos.

O extrato etanólico de *Melochia corchorifolia* a uma dose de 100mg/ml exibiu paralisia máxima e tempo de morte de 12,2 e 18,26 min. Todos os resultados do grupo de extrato foram comparados com o medicamento padrão Albendazole (20 mg/ml). A paralisia e o tempo de morte nos vermes tratados com extrato de clorofórmio são menores quando comparados com os dos extractos de petróleo e etanólico. O medicamento padrão Albendazole (20mg/ml) exibiu paralisia máxima e tempo de morte em 9,13 e 15,06 min. Os resultados foram mencionados na tabela **5.7.1** e na figura **5.7.1**.

Tabela 5.7.1: Atividade anti-helmíntica dos extractos de folhas de _Melochia corchorifolia_

S. No.	Test compound	Concentration in mg/ml	Time of Paralysis (in min)	Time of Death time (in min)
1.	Std Albendazole	10 20	14.27±0.29 9.12±0.17	20.02±0.14 15.05±0.24
2.	M.C. Chloroform Extract	50 100	8.1±0.28** 4.1±0.11*	21.1±0.28 12.14±0.17
3.	M.C. Ethanolic Extract	50 100	18.6±0.28 12.3±0.11	34.1±0.57*** 18.27±0.13

Os valores são a média ± SEM n=3,*p<0,05, **p<0,01, ***p<0,001.todos os valores são comparados com a resposta padrão correspondente.

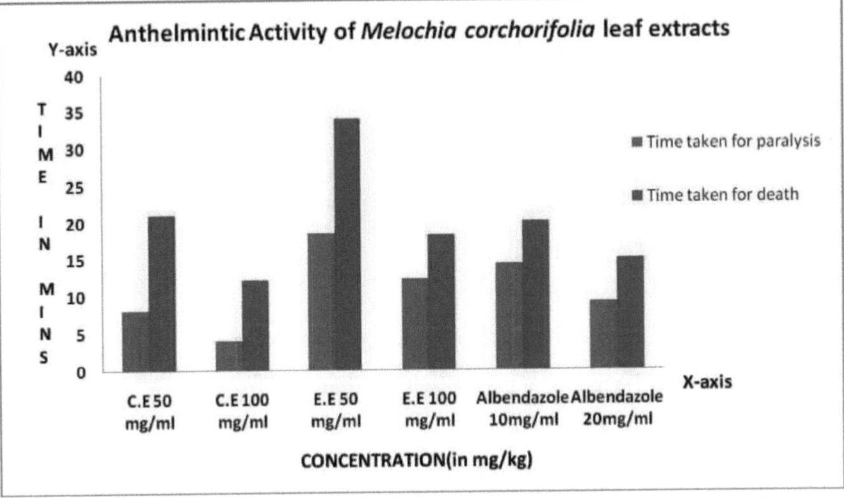

Fig. 5.7.1: Atividade anti-helmíntica dos extractos de folhas de _Melochia corchorifolia_

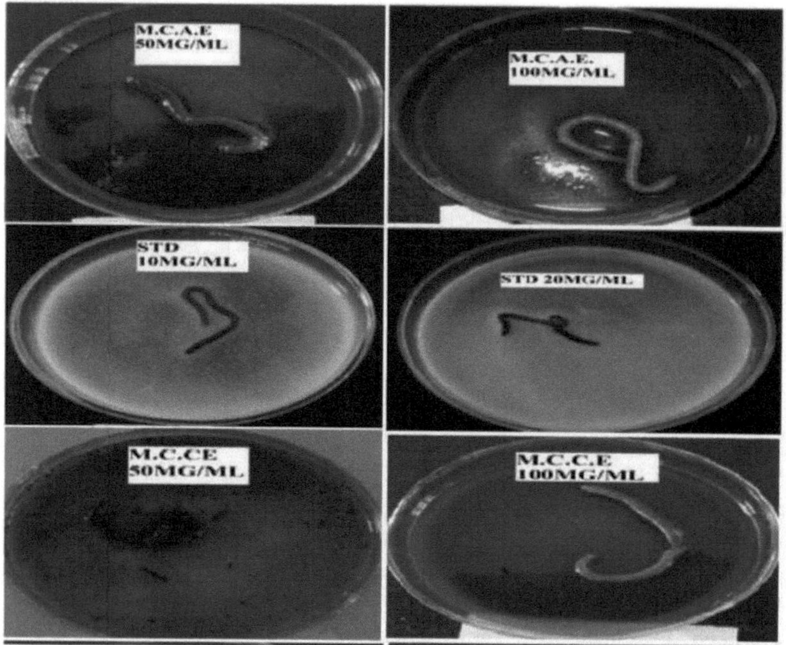

Fig. 5.7.2: Atividade anti-helmíntica dos extractos de *Melochia corchorifolia*.

M.C.C.E = Extrato Clorofórmico de *Melochia corchorifolia*

M.C. A.E = Extrato alcoólico de *Melochia corchorifolia*

STD = medicamento padrão Albendazol

1.8. ANÁLISE ESTATÍSTICA:

1.8.1. Antioxidante, Anticancerígeno:

Todos os resultados são expressos em média ± erro padrão

1.8.2. Actividades antibacteriana e anti-helmíntica:

São calculados os valores médios e os desvios-padrão. Os dados foram analisados estatisticamente utilizando a ANOVA de uma via seguida do teste t de Student.

1.8.3. Actividades diurética e antiurolítica:

Todos os resultados são expressos como média ± erro padrão. Os dados foram analisados estatisticamente utilizando ANOVA seguido dos testes de comparação múltipla de Dunnett.

CAPÍTULO 6

Discussão:
6.1. Rastreio fitoquímico:

    A Melochia corchorifolia foi submetida a investigações fitoquímicas preliminares. Os extractos de clorofórmio e etanol revelam a presença de hidratos de carbono, alcalóides, glicosídeos, fitoesteróis, saponinas, taninos e flavonóides. Teor total de flavonóides e fenólicos dos extractos de folhas de *Melochia corchorifolia* utilizando o cloreto de alumínio modificado e o método de Folin-ciocalteu. A partir dos estudos preliminares de medição da massa do extrato etanólico bruto, verificou-se que o extrato contém glicosídeos de flavonol como a trifolina e a hibifolina. A presença destes compostos pode ser a fonte responsável por várias actividades biológicas (actividades antioxidante, diurética, antiurolítica, anticancerígena, antibacteriana e anti-helméntica) nesta investigação.

Mais do que os medicamentos convencionais, os medicamentos tradicionais (em grande parte ervas) satisfazem as necessidades de cuidados de saúde primários da maioria da população mundial. (Farnsworth e Soejarto, 1985). As plantas têm sido utilizadas como medicamentos para doenças comuns desde o início das civilizações humanas (Hill, 1952).

    As plantas são o maior reservatório de propriedades biologicamente eficazes e protectoras (fitoquímicos). Trata-se de metabolitos secundários produzidos por plantas superiores, tais como alcalóides, esteróides, flavonóides, terpenóides, taninos e muitos outros (Nonita et al., 2010). Nas últimas décadas, os investigadores demonstraram um enorme interesse pela atividade antimicrobiana, antibacteriana e antifúngica dos produtos naturais (Clark e Hufford 1993).

6.1.1.1. Fitoquímica:

Os relatórios de massa obtidos foram depois analisados quanto aos seus componentes activos. Como os relatórios anteriores afirmam que o extrato contém glicosídeos de flavonol como hibifolina, trifolina e melochorina; compostos alifáticos; e flavonóides como vitexina e robunina; concentrámo-nos nas regiões de massa dos compostos correspondentes, que surpreendentemente mostraram os picos de massa necessários de alguns dos compostos relatados. Uma vez que os valores de massa coincidem com os compostos estimados, esperamos que o extrato contenha os seguintes compostos

Uma das fracções apresentou o valor de massa 449,4 com uma intensidade média. Uma vez que a massa da trifolina é 448,37, esperava-se que o pico de massa fosse do ião correspondente $(M+H)^+$. Assim, com os estudos analíticos acima referidos, esperava-se que pudesse conter o flavonol glicosídeo Trifolin (mostrado na figura n.º 5.1.). Da mesma forma, outra fração apresentou um pico de massa a 495,7 com boa intensidade, uma vez que o valor de massa da Hibifolina é 494,36, esperamos que possa ser o pico do ião $(M+H)^+$ do composto correspondente. Com os dados acima, esperava-se que pudesse conter o flavonol glicosídeo Hibifolina (mostrado na figura no.5.2.).

6.2. Atividade antioxidante *in-vitro*:

Os extractos de folhas de *Melochia corchorifolia foram* analisados quanto à sua **atividade antioxidante *in-vitro*.** Este estudo destaca a atividade de eliminação de substâncias livres dos extractos de folhas de *Melochia corchorifolia*, bem como o seu conteúdo fenólico, utilizando vários métodos. O ácido gálico foi utilizado como padrão. Na atividade de eliminação de DPPH, o extrato mostra atividade antioxidante a uma concentração de 100µg/ml, observando-se uma inibição de cerca de 83,44% (etanol), ao passo que para o padrão de referência, o ácido gálico é de 83,32% com 10µg/ml. Na atividade de eliminação livre de óxido nítrico, o extrato etanólico 100µg/ml mostra uma inibição de cerca de 71,9%, enquanto que para o padrão de referência ácido gálico 45,62% com 10µg/ml. A atividade de eliminação de hidroxilo - necessitou de 100µg/ml para mostrar uma inibição de cerca de 65,06% (extrato de álcool) foi observada, enquanto que para o padrão de referência ácido gálico necessitou de cerca de 10µg/ml com 40,73%. Da mesma forma, para a atividade de eliminação do peróxido de hidrogénio, foram necessários 100|ig/ml para mostrar uma inibição de cerca de 65,07% (clorofórmio), ao passo que para o padrão de referência, o ácido gálico necessitou de cerca de lOpg/ml com 79,41%. A partir dos resultados, sugeriu-se que os extractos de folhas de *Melochia corchorifolia* mostram uma boa atividade em todos os métodos testados a uma concentração de lOOpg/ml. O conteúdo fenólico da *Melochia corchorifolia* mostra uma boa atividade antioxidante quando comparado com o do extrato inteiro DPPH, óxido nítrico, hidroxilo e peróxido de hidrogénio mostra uma % de inibição de 88,HO.17, 74,12±0,81, 68,16±0,82 e 71,7±0,42 a uma concentração de lOOpg/ml de conteúdo fenólico, respetivamente.

O método de ensaio DPPH é utilizado para avaliar a atividade de eliminação de extractos de plantas, materiais alimentares ou produtos químicos, devido à sua simplicidade e resultados rápidos (Shi et al., 2009). Os extractos contêm antioxidantes que reagem com os radicais livres e os neutralizam (Frankel, 1991; Gordon, 1990) e controlam os danos causados pelos radicais livres no organismo. A atividade de eliminação de DPPH dos extractos de folhas apresenta resultados semelhantes aos do ácido gálico padrão.

O óxido nítrico é outro radical livre gerado no organismo, a pH fisiológico, e foi inibido por estes extractos e pelo ácido gálico. O óxido nítrico gerado (Marcocci et al., 1994) foi determinado através da utilização do reagente de Greiss. Estes extractos são sequestradores de óxido nítrico que lutam contra os radicais de oxigénio, reduzindo a produção de óxido nítrico. Os extractos de folhas de *Melochia corchorifolia tinham* comparativamente mais atividade de eliminação de óxido nítrico do que o ácido gálico.

Nos sistemas biológicos, os radicais OH são os radicais mais poderosos que evoluem a partir do peróxido de hidrogénio e dos aniões superóxido na presença de iões metálicos. O radical hidroxilo pode danificar todas as células do corpo e é responsável por muitas condições patológicas. Este pode mesmo conjugar-se com nucleótidos no ADN, lípidos e proteínas e pode causar mutagénese, cancro e citotoxicidade (Madhava et al., 2008; Spencer et al., 1994). Os extractos de folhas de *Melochia corchorifolia tinham uma* forte atividade de eliminação de hidroxilo.

A capacidade de penetrar nas membranas biológicas do $H O_{22}$ é um dos radicais mais importantes. Porque o $H O_{22}$ em si não é reativo, mas raramente pode causar efeitos nocivos devido à formação de radical hidroxilo no corpo, para proteger o sistema vivo, a remoção do $H O_{22}$ é muito importante (Halliwell et al., 1987). Os extractos de folhas de *Melochia corchorifolia tiveram uma* forte atividade de eliminação de peróxido de hidrogénio semelhante à do ácido gálico.

Melochia corchorifolia O conteúdo *fenólico* mostra uma boa eliminação de todos os métodos testados a uma concentração de 100µg/ml, quando comparado com o dos extractos inteiros.

A partir dos testes qualitativos, quantitativos e dos estudos preliminares de medição de massa do extrato bruto, foi relatado que o extrato contém taninos e flavonóides que são responsáveis pela atividade antioxidante contra vários radicais livres.

<u>6.3.</u> Atividade diurética:

Na atividade diurética, o extrato clorofórmico de *Melochia corchorifolia* na dose de 200 e 400 mg/kg de peso corporal produziu diurese e o volume de urina é de 0,44 e 0,61 ml após 5 horas. A excreção de sódio por ambas as doses de extrato de clorofórmio foi de 178,14 e 182,14 µmoles/kg. Da mesma forma, a excreção de potássio, cloretos e bicarbonatos aumentou acentuadamente nos grupos tratados com extrato de clorofórmio quando comparados com o grupo de controlo. Quando comparado com os grupos tratados com clorofórmio, o grupo tratado com o extrato etanólico de *Melochia corchorifolia* apresentou melhores resultados. O extrato etanólico de *Melochia corchorifolia* na dose de 200, 400 mg/kg de peso corporal produziu melhor diurese e o volume de urina é de 0,51 e 0,70 ml após 5 horas. A excreção de sódio por ambas as doses de extrato etanólico foi de 172,23 e 212,14pmoles/kg, o que é superior ao valor de

grupos tratados com clorofórmio. Do mesmo modo, a excreção de potássio, cloretos e bicarbonatos aumentou acentuadamente nos grupos tratados com extrato etanólico quando comparados com outros grupos. Foram apresentados os resultados do efeito diurético do controlo, dos grupos tratados com extrato e do medicamento padrão Furosemida 5mg/kg. Os índices natriurético, salurético e diurético foram calculados para todos os grupos e os resultados obtidos foram considerados significativos.

O potencial diurético do extrato pode ser avaliado com base no volume de saída da urina, tendo sido considerada a concentração de electrólitos na urina, tais como sódio, potássio, cloreto e bicarbonato. A partir dos resultados experimentais, a atividade diurética mostra um aumento da excreção de urina (após 5 horas) e um aumento da eliminação de electrólitos de potássio, sódio, bicarbonato e cloreto na urina, como indicado na Tabela **4.3.3.2.** Observou-se que os extractos etanólicos das folhas apresentaram um efeito diurético significativo em comparação com o do controlo. O presente estudo indica que os extractos etanólicos das folhas de *Melochia corchorifolia apresentaram* uma atividade diurética dependente da dose.

Para ser um diurético, o índice diurético do fármaco tem de ser superior a 1. Os extractos e o padrão na dose administrada possuíam um índice diurético superior a 1. A atividade diurética destes extractos pode dever-se à vasodilatação, ao aumento do fluxo sanguíneo ou à inibição da absorção tubular que leva ao aumento do volume de urina (Stanic & Samarzija, 1993). Estes mecanismos estão relacionados com o efeito diurético dos extractos. A excreção de potássio, sódio, bicarbonato e cloreto pelos extractos é observada na diurese.

Os estudos fitoquímicos relataram que o extrato etanólico contém alcalóides, hidratos de carbono, saponinas, flavonóides e taninos. Os flavonóides actuam através da inibição do recetor de adenosina Al e produzem diurese (Yuliana et al., 2009). A atividade diurética do extrato pode ser através de qualquer um destes mecanismos possíveis, uma vez que é rico em alcalóides e flavonóides. A presença de saponinas é responsável pela atividade salurética, alterando a excreção de sódio nos rins (Haruna et al., 2002; Abdala et al., 2012). Os testes fitoquímicos qualitativos dos extractos de *Melochia corchorifolia* revelaram a presença de flavonóides e esteróides. Estas substâncias podem ser responsáveis pela atividade diurética observada e estes fitoconstituintes podem atuar individualmente ou em sinergia para produzir diurese. Estudos anteriores tinham referido que muitos constituintes estão envolvidos no efeito diurético das plantas. (Maghrani et al., 2005).

6.4. Atividade antiurolítica:

A atividade anti-Urolithiatic in-vitro, os resultados da atividade anti-Urolithiatic *in-vitro* de clorofórmio e extractos etanólicos de folhas de *Melochia corchorifolia* exibem uma % de inibição dependente da dose e do tempo. A inibição máxima com clorofórmio (500 pg\ml) foi observada em 66,71%. Mas quando comparado com os extractos de clorofórmio, o extrato etanólico mostrou uma inibição máxima de 67,16%. **Na atividade anti-Urolitíase *in vivo*,** os extractos de folhas de *Melochia corchorifolia* exibiram uma diminuição acentuada dos níveis de oxalato, fosfato e cálcio na urina e também no soro. Os níveis de oxalato, fosfato e cálcio na urina após a indução de cálculos (grupo II) foram de 7,63, 40,0 e 14,67mg/ml. Os ratos tratados com extrato clorofórmico de *Melochia corchorifolia* com uma dose de 200 e 400 mg/kg diminuíram os níveis de oxalato, fosfato e cálcio. Mas quando comparados com o grupo V (grupo tratado com clorofórmio 400mg/kg), os grupos tratados com extrato etanólico (grupo VII) diminuíram os níveis de oxalato, fosfato e cálcio em maior medida. Os resultados são 2,49, 15,87 e 3,37mg/ml. Os resultados dos três grupos tratados com extractos são significativos e comparáveis ao medicamento padrão Cystone (750mg/kg). Os níveis de oxalato, fosfato e cálcio no grupo tratado com Cystone foram de 3,20, 15,30 e 3,33 mg/dl, respetivamente.

Do mesmo modo, os grupos tratados com clorofórmio e etanólico de extractos de folhas de *Melochia corchorifolia* diminuíram acentuadamente os níveis de cálcio, ácido úrico e creatinina no soro. Os níveis máximos de cálcio, ácido úrico e creatinina foram encontrados em ratos induzidos por cálculos (grupo II) 7,70, 38,33 e 16,33mg/dl. O extrato clorofórmico de *Melochia corchorifolia* na dose de 200, 400 mg/kg diminuiu o nível de ácido úrico, cálcio e creatinina. Mas quando comparado com estes dois extractos, o extrato etanólico de *Melochia corchorifolia* produziu 2,20, 1,90 e 9,78 mg/dl e estes níveis foram considerados muito mais baixos.

O rim é o principal alvo da toxicidade induzida pelo etilenoglicol. O etilenoglicol é metabolizado no fígado pela álcool desidrogenase em glicolaldeído, que é oxidado em ácido glicólico. O ácido glicólico é convertido em ácido glioxílico e ácido oxálico, promovendo assim a hiperoxalúria. Um aumento da excreção urinária de cálcio e uma diminuição dos níveis séricos de cálcio conduzem a ratos urolíticos (Karadi et al., 2006). Um aumento da concentração de cálcio urinário leva à precipitação de oxalato ou fosfato de cálcio e à formação de cristais (Suresh Kumar et al., 2009).
Não só). O tratamento com extrato etanólico de folhas diminuiu o nível de excreção de oxalato, fosfato e cálcio em comparação com o extrato de clorofórmio.

Neste trabalho foram utilizados ratos machos porque são parecidos com os seres humanos, mas nas fêmeas a formação de cálculos é rara. Atualmente, os investigadores mostram um grande interesse por medicamentos à base de plantas para o tratamento da urolitíase, mas é necessária uma avaliação científica e sistemática para reivindicar muitos remédios promissores na urolitíase. (Vermeulen, 1962).
Os extractos etanólicos das folhas de *Melochia corchorifolia* reduziram os níveis de oxalato, fosfato e cálcio na urina (Grupo VI e VII). Verificou-se que o nível de cálcio sérico, ácido úrico e creatinina aumentaram no animal induzido por cálculos (Grupo II). O tratamento com os extractos etanólicos das folhas de *Melochia corchorifolia* *diminuiu* os níveis de cálcio, ácido úrico e creatinina.

<u>6.5.</u> **Atividade anticancerígena:**

A atividade anticancerígena foi determinada através da adoção do método de ensaio MTT e os resultados da *Melochia corchorifolia* na linha celular HCT-116 (cancro do cólon humano) mostraram uma boa percentagem de atividade anticancerígena quando comparada com a linha celular de cancro MCF-07 e o 5-Fluorouracil (5-FU) foi utilizado como padrão. Neste estudo, o extrato etanólico de *Melochia corchorifolia* na linha celular HCT-116 a 200µg/ml mostrou 55,71% de inibição e para as linhas celulares de cancro MCF-07 a 200µg/ml mostrou 47,54% de inibição. Com base nos resultados assim obtidos, foi estabelecido que os extractos etanólicos *de Melochia corchorifolia* produziram uma boa atividade anticancerígena na linha celular HCT-116 e nas linhas celulares de cancro MCF-07.

No cancro, o controlo do crescimento e da proliferação celular perde-se numa ou mais células, conduzindo finalmente a um tumor sólido, como o cancro da mama e da próstata, ou a um cancro líquido, como os cancros hematológicos (leucemia, linfoma) (Aliabadi et al., 2013).

As plantas têm sido fontes de fármacos anticancerígenos bem conhecidos, como a camptotecina, a podofilotoxina e o paclitaxel (Alley et al., 1988). Trabalhos anteriores demonstram que os compostos fenólicos são responsáveis pela atividade antioxidante das ervas, frutos e legumes. A *Melochia corchorifolia* tem uma boa fonte de compostos fenólicos e possui uma boa atividade antioxidante; (Velioglu et al., 1998). Os compostos fenólicos presentes na *Melochia corchorifolia* podem prevenir o cancro através da modulação da função proteica ou da sua atividade antioxidante.

Os fenólicos actuam sobre o fator de crescimento epidérmico, os receptores relacionados com a carcinogénese e o recetor de estrogénio, modulando as proteínas cinases no crescimento e multiplicação das células tumorais e induzindo enzimas anticarcinogénicas ou inibindo as enzimas promotoras do cancro (Owen et al., 2000; Ho et al., 1994). Alguns fenólicos vegetais, como o ácido clorogénico, a vitexina, a quercetina, a wogonina, a genisteína, a curcumina, as catequinas, o ácido cafeico, o ácido ferúlico, etc., possuem uma potente atividade antioxidante e actividades anticancerígenas ou anticarcinogénicas ou antimutagénicas (Kaur et al., 1998; Chung et al., 1998).

<u>6.6.</u> **Atividade antibacteriana:**
Os extractos de folhas de *Melochia corchorifolia* foram analisados quanto à **atividade antibacteriana** utilizando o método de difusão em poços. Foram utilizadas para o estudo bactérias Gram positivas e negativas (*Esccherichia coli, Pseudomonas aeruginosa, Klebsiella pneumonia, Bacillus subtilis e Staphylococcus aureus*). O

extrato alcoólico de *Melochia corchorifolia* a uma concentração de 100 mg/ml mostrou uma zona de inibição máxima contra *Klebsiella pneumonia ATCC33495, Pseudomonas aeruginosaATCC10662, Escherichia coli ATCC10536* e as zonas de inibição são 13,6, 14 e 13,6 mm. O extrato clorofórmico de *Melochia corchorifolia* a uma concentração de 100 mg/ml mostrou uma zona de inibição máxima em Staphylococcus *aureus ATCCBAA1026 e Klebsiella pneumonia ATCC3349 e as zonas de* inibição são de 18 e 12 mm. Todos os resultados são comparados com o medicamento de referência padrão Gentamicina.

O rastreio fitoquímico qualitativo dos extractos de *Melochia corchorifolia* revelou a presença de flavonóides, alcalóides, fitoesteróis, glicosídeos e taninos. Os extractos revelaram a presença de hidratos de carbono, taninos, flavonóides e saponinas. As actividades antibacterianas de largo espetro do extrato da planta, possivelmente devido aos metabolitos secundários, tais como taninos, compostos fenólicos ou saponinas que eram abundantes nesta planta (Kadi et al., 2011). As propriedades antibacterianas da planta podem ser atribuídas ao efeito individual ou combinado dos grupos químicos acima mencionados (Mishra etal., 2009; Ketkaret al., 1995).

Estas plantas eram ricas em taninos e compostos fenólicos que demonstraram possuir actividades antibacterianas nos organismos seleccionados.

6.7. Atividade anti-helmíntica:

O ensaio anti-helmíntico foi testado utilizando os vermes adultos da terra (Pherztzma *posthuma}*. O extrato clorofórmico de *Melochia corchorifolia numa* dose de 100 mg/ml apresentou uma paralisia máxima e um tempo de morte de 4 e 12,13 minutos. O extrato etanólico de *Melochia corchorifolia, numa* dose de 100mg/ml, apresentou paralisia máxima e tempo de morte aos 12,2 e 18,26 minutos. Todos os resultados do grupo de extrato foram comparados com o medicamento padrão Albendazole (20 mg/ml). A paralisia e o tempo de morte nos vermes tratados com extrato de clorofórmio são menores quando comparados com os dos extractos etanólicos. O medicamento padrão Albendazole (20mg/ml) exibiu paralisia e tempo de morte máximos a 9,13 e 15,06 min. Os resultados da atividade anti-helmíntica com extractos de clorofórmio foram considerados encorajadores.

A partir dos resultados, é evidente que a paralisia e o tempo de morte dos vermes no extrato tratado com clorofórmio é menor quando comparado com o extrato etanólico. Assim, é evidente que alguns constituintes fitoquímicos estão presentes no clorofórmio do que no etanol e são responsáveis pela atividade anti-helmíntica. O rastreio fitoquímico qualitativo destes extractos revelou a presença de glicosídeos, compostos fenólicos e taninos, saponinas, alcalóides, hidratos de carbono e flavonóides. O albendazol actua produzindo uma paralisia flácida do verme e é evacuado através das fezes. A análise fitoquímica dos extractos mostra a presença de taninos e flavonóides, sendo estes constituintes da planta responsáveis pela sua atividade. Em estudos anteriores, confirmou-se que os taninos e os polifenóis demonstraram possuir actividades anti-helmínticas (Niezen e Waghorn, 1995, Bate-Smith, 1962).

CAPÍTULO 7

Resumo e conclusão:

7.1. Resumo:
7.1.1. Capítulo I:

Este capítulo explica os antecedentes do trabalho, sobre a riqueza herbácea da Índia, a abordagem etnofarmacológica dos medicamentos à base de plantas, a situação atual dos medicamentos à base de plantas, as perspectivas futuras dos medicamentos à base de plantas e várias doenças associadas aos radicais livres, diuréticos, pedras nos rins, tumores, infecções bacterianas, helmintas e as plantas medicinais *Melochia corchorifolia* utilizadas no tratamento de várias doenças de forma folclórica e a sua eficácia.

Este trabalho de investigação foi efectuado para estabelecer provas científicas sobre a utilização e os conhecimentos folclóricos. As partes da planta são utilizadas em algumas partes de Tamilnadu (Hosur e Coiambattur), Andhrapradesh (East Godavari) e Karnataka (Tumkur, Mysore, Mandya e Chitradurga) para tratar perturbações renais, problemas abdominais e infecções bacterianas. As alegações medicinais sobre as plantas centram-se em várias doenças e não existe qualquer trabalho de investigação sistemático sobre as actividades medicinais da planta.

7.1.2. Capítulo II:

Neste capítulo, foi feita uma pesquisa bibliográfica detalhada sobre a planta selecionada *Melochia corchorifolia*. *A* pesquisa bibliográfica revela a informação sobre a fonte biológica, a origem, a distribuição geográfica, a informação botânica, os constituintes químicos e as utilizações folclóricas da *Melochia corchorifolia*. *A Melochia corchorifolia* revelou alguma informação sobre a sua atividade biológica, como a atividade hepatoprotectora, **mas não revelou actividades diuréticas, antiurolíticas, anticancerígenas, antibacterianas e antielménticas nos extractos das folhas.**

7.1.3. Capítulo III:

Neste capítulo, o trabalho de investigação foi efectuado com o objetivo de estabelecer provas científicas sobre os usos e conhecimentos folclóricos...

7.1.4. Capítulo IV:

Este capítulo descreve os equipamentos e os produtos químicos utilizados no trabalho de investigação e os métodos utilizados no estudo. Os flavonóides totais e os teores fenólicos dos extractos de *Melochia corchorifolia* foram determinados utilizando o cloreto de alumínio modificado e o método de Folin-ciocalteu.

A **atividade antioxidante *in-vitro* dos** extractos de *Melochia corchorifolia* foi estudada utilizando os métodos DPPH, hidroxilo, peróxido de hidrogénio e óxido nítrico. **A atividade diurética** foi determinada de acordo com o método de Lipschitz.

A atividade antiurolítica *in-vitro* dos extractos de *Melochia corchorifolia* foi determinada pelo método de cristalização de oxalato de cálcio, a atividade antiurolítica *in-vivo* em ratos foi determinada utilizando o método de cálculo induzido por etilenoglicol.

A atividade anticancerígena *in-vitro* dos extractos de *Melochia corchorifolia* foi determinada através da adoção do método de ensaio MTT (Wilson, 2000). A atividade anticancerígena do extrato de *Melochia corchorifolia* foi analisada utilizando duas linhas celulares (HCT-116, MCF-07) e os resultados obtidos foram comparados com o medicamento padrão 5- Fluorouracil.

A atividade antibacteriana do extrato de *Melochia corchorifolia* foi seguida pelo método de difusão em poço (Okeke et al., 2001). Foram utilizadas várias bactérias gram positivas e gram negativas no estudo e a Gentamicina foi utilizada como padrão.

O ensaio anti-helmíntico dos extractos de *Melochia corchorifolia* foi realizado utilizando o verme adulto *Phirrtiirna posthuma}* de acordo com o método de Ghosh et al., (2005). Neste estudo, o albendazol foi utilizado como padrão de referência.

7.1.5. Capítulo V:

Neste capítulo, as investigações fitoquímicas qualitativas dos extractos de folhas de *Melochia corchorifolia* revelaram a presença de hidratos de carbono, alcalóides, fitoesteróis, saponinas, taninos e flavonóides. A estimativa quantitativa dos teores de fenólicos totais, alcalóides e flavonóides dos extractos de *Melochia corchorifolia* foi determinada utilizando os métodos de cloreto de alumínio de Folin-ciocalteu modificado e Fazel et al. Os estudos preliminares de medição da massa do extrato etanólico das folhas de *Melochia corchorifolia* mostram a presença de flavonol glicosídeos como a trifolina e a hibifolina. A presença destes compostos pode ser a fonte responsável por várias actividades biológicas *(*actividades antioxidantes *in-vitro*, diuréticas, antiurolíticas, anticancerígenas, antibacterianas e anti-helménticas) deste extrato.

A atividade antioxidante *in-vitro* do extrato de folhas de *Melochia corchorifolia*, bem como o seu conteúdo fenólico, foram submetidos a vários ensaios antioxidantes. Os resultados obtidos foram comparados com o ácido gálico padrão. A atividade de eliminação de DPPH do extrato de folhas de *Melochia corchorifolia* a uma concentração de 100µg/ml mostra uma inibição de cerca de 83,44% (ext. Etanol), enquanto que para o padrão de referência, o ácido gálico é de 83,32% com 10µg/ml. No método do óxido nítrico, o extrato etanólico 100µg/ml mostra uma inibição de cerca de 71,9%, enquanto que para o padrão de referência o ácido gálico é de 45,62% com

10µg/ml. A atividade de eliminação de hidroxilo - necessitou de 100µg/ml para mostrar uma inibição de cerca de 65,06% (extrato de etanol) foi observada, enquanto que para o padrão de referência ácido gálico necessitou de cerca de 10µg/ml com 40,73%. Da mesma forma, para a atividade de eliminação de peróxido de hidrogénio, foram necessários 100µg/ml para mostrar uma inibição de cerca de 65,07% (clorofórmio ext.), enquanto que para o padrão de referência, o ácido gálico necessitou de cerca de 10µg/ml com 79,41%. A partir dos resultados, concluiu-se que os extractos de folhas de *Melochia corchorifolia* apresentam uma forte atividade de eliminação de substâncias livres nos métodos de ensaio DPPH, peróxido de hidrogénio, radical hidroxilo e óxido nítrico a uma concentração de 100µg/ml. O conteúdo fenólico da *Melochia corchorifolia* mostra uma boa atividade antioxidante quando comparado com o do extrato inteiro. O conteúdo fenólico, quando submetido a DPPH, peróxido de hidrogénio, radical hidroxilo e óxido nítrico, mostrou uma % de inibição de 88,1±0,17, 74,12±0,81, 68,16±0,82 e 71,7±0,42 a uma concentração de 100µg/ml.

Na atividade diurética, o extrato clorofórmico de *Melochia corchorifolia* na dose de 200 e 400 mg/kg de peso corporal produziu diurese e o volume de urina é de 0,44 e 0,61 ml após 5 horas. A excreção de sódio por ambas as doses de extrato clorofórmico foi de 178,14 e 182,14 pmoles/kg. Da mesma forma, a excreção de potássio, cloretos e bicarbonatos foi acentuadamente aumentada nos grupos tratados com extrato clorofórmico quando comparados com o grupo de controlo. Quando comparado com os grupos tratados com clorofórmio, o grupo tratado com extrato etanólico de *Melochia corchorifolia* apresentou melhores resultados. O extrato etanólico de *Melochia corchorifolia* na dose de 200 e 400 mg/kg de peso corporal produziu melhor diurese e o volume de urina é de 0,51 e 0,70 ml após 5 horas. A excreção de sódio por ambas as doses de extrato etanólico foi de 172,23 e 212,14µmoles/kg, o que é superior aos grupos tratados com clorofórmio. Do mesmo modo, a excreção de potássio, cloretos e bicarbonatos aumentou acentuadamente nos grupos tratados com extrato etanólico quando comparados com outros grupos. Foram apresentados os resultados do efeito diurético do controlo, dos grupos tratados com extrato e do medicamento padrão Furosemida 5mg/kg. Os índices diurético, salurético e natriurético foram calculados para todos os grupos e os resultados obtidos foram considerados significativos.

Na atividade anti-Urolitíase, os resultados da atividade anti-Urolitíase *in-vitro* dos extractos clorofórmicos e etanólicos das folhas de *Melochia corchorifolia* exibem uma % de inibição dependente da dose e do tempo. A inibição máxima com clorofórmio (500 µg\ml) foi observada em 66,71%. Mas quando comparado com estes 2 extractos, o extrato etanólico mostrou uma inibição máxima de 67,16%.

Na atividade anti-Urolitíase *in vivo*, os extractos de folhas de *Melochia corchorifolia* exibiram uma diminuição acentuada dos níveis de oxalato, fosfato e cálcio na urina e também no soro. Os níveis de oxalato, fosfato e cálcio na urina após a indução de cálculos (grupo II) foram de 14,67, 40,0 e 7,63 mg/ml. Os ratos tratados com extrato clorofórmico de *Melochia corchorifolia* com uma dose de 200, 400 mg/kg diminuíram o nível de oxalato, fosfato e cálcio. Mas quando comparados com o grupo V (grupo tratado com clorofórmio 400mg/kg), os grupos tratados com extrato etanólico (grupo VII) diminuíram os níveis de oxalato, fosfato e cálcio em maior grau. Os resultados são 3,37, 15,87 e 2,49 mg/ml. Os resultados dos três grupos tratados com extractos são significativos e comparáveis ao medicamento padrão Cystone (750mg/kg). Os níveis de oxalato, fosfato e cálcio no grupo tratado com cistona foram de 3,33, 15,30 e 3,20 mg/dl, respetivamente.

Do mesmo modo, os grupos tratados com clorofórmio e etanólico de extractos de folhas de *Melochia corchorifolia* diminuíram acentuadamente os níveis de cálcio, ácido úrico e creatinina no soro. Os níveis máximos de cálcio, ácido úrico e creatinina foram encontrados em ratos induzidos por cálculos (grupo II) 16,33, 38,33 e 7,70 mg/dl. O extrato clorofórmico de *Melochia corchorifolia* na dose de 200, 400 mg/kg diminuiu o nível de ácido úrico, cálcio e creatinina. Mas quando comparado com estes dois extractos, o extrato etanólico de *Melochia corchorifolia* produziu 9,78, 1,90 e 2,20 mg/dl e estes níveis foram considerados muito mais baixos.

A atividade anticancerígena foi determinada através da adoção do método de ensaio MTT e o 5-fluorouracilo (5-FU) foi utilizado como padrão. A partir deste estudo, a atividade do extrato alcoólico de *Melochia corchorifolia* na linha celular HCT-116 a 200μg/ml mostrou 55,71% de inibição e para as linhas celulares de cancro MCF-07 a 200μg/ml mostrou 47,54% de inibição. Com base nos resultados assim obtidos, foi estabelecido que os extractos etanólicos *de Melochia corchorifolia* produziram uma boa atividade anticancerígena na linha celular HCT-116 e nas linhas celulares de cancro MCF-07.

A atividade antibacteriana, Os extractos de folhas de *Melochia corchorifolia* foram estudados quanto à atividade antibacteriana utilizando um método padrão de difusão em ágar. Neste estudo, foram utilizadas bactérias Gram positivas *Bacillus subtilis* e Gram negativas. O extrato alcoólico de *Melochia corchorifolia* na concentração de 100 mg/ml mostrou ação antibacteriana contra *Klebsiella pneumonia ATCC33495, Pseudomonas aeruginosaATCC10662, Escherichia coli ATCC10536* e as zonas de inibição são 13,6, 14 e 13,6 mm. O extrato clorofórmico de *Melochia corchorifolia* a uma concentração de 100 mg/ml mostrou uma ação antibacteriana sobre Staphylococcus *aureus ATCCBAA1026 e Klebsiella pneumonia ATCC3349 e as zonas de inibição são de 18 e 12 mm.* Todos os resultados são comparados com o medicamento de referência padrão Gentamicina.

O ensaio anti-helmíntico foi avaliado através da exposição de *Pheritima posthuma* adulta. O extrato clorofórmico de *Melochia corchorifolia* a 100mg/ml exibiu paralisia máxima e tempo de morte aos 4 e 12,13 minutos. O extrato etanólico de *Melochia corchorifolia* a 100mg/ml exibiu paralisia máxima e tempo de morte a 12,2 e 18,26 min. Todos os resultados do grupo de extrato foram comparados com o medicamento padrão Albendazole (20 mg/ml). A paralisia e o tempo de morte nos vermes tratados com extrato de clorofórmio são menores quando comparados com os dos extractos etanólicos. O fármaco padrão Albendazol (20mg/ml) exibiu um tempo máximo de paralisia e morte de 9,13 e 15,06 min. Os resultados da atividade anti-helmíntica com extractos de clorofórmio foram considerados encorajadores.

7.1.6. Capítulo-VI:

Este capítulo descreve os vários mecanismos envolvidos e os constituintes químicos responsáveis por várias actividades farmacológicas, nomeadamente, a atividade antioxidante, diurética, antiurolítica, anticancerígena, antibacteriana e anti-helmíntica.

7.2. <u>CONCLUSÃO:</u>

A partir dos resultados dos testes fitoquímicos qualitativos e quantitativos, os extractos de folhas de *Melochia corchorifolia* mostram a presença de flavonóides, compostos fenólicos, alcalóides, saponinas e esteróides.

Estes constituintes são responsáveis pelas **actividades antioxidante, diurética, antiurolítica, anticancerígena, antibacteriana e antielméntica.**

Finalmente, o estudo de investigação apoia a utilização folclórica da *Melochia corchorifolia, que* é utilizada em algumas partes de Tamilnadu, Andhrapradesh (papikondalu, mamidimillu do distrito de East Godavari) e Karnataka para uma grande variedade de doenças.

Âmbito do trabalho futuro:

É necessário efetuar uma análise fitoquímica pormenorizada para isolar as novas moléculas e estas moléculas devem ser avaliadas relativamente a todas as actividades que foram realizadas, o que constitui um vasto campo de ação para as empresas futuras.

CAPÍTULO 8

REFERÊNCIAS:

1. "Rede de Informação sobre Recursos de Germoplasma - Registos de Espécies de *Melochia"*.
   Rede de informação sobre recursos de germoplasma. Departamento de Agricultura dos Estados Unidos. Recuperado (2010).
2. "OCDE, Guidelines for testing of chemicals, acute oral toxicity, Environmental Health and Safety Monograph Series on Testing and Adjustment No. 425". (2001).
3. Abdalaa S, M-Herrera D, Devora GS, Benjumea D, "Diuretic activity of *Smilax canariensis* fractions". Journal of Ethnopharmacology. (2012); 140(2): 277-81.
4. Agunu A, Abdurahman EM, Muhaman Z, Andrew, "Atividade diurética dos extractos da casca do caule de *Steganotaenia araliacea* hoehst". J Ethnopharmcol. (2005); 96:471-75.
5. Aliabadi A, Kiani A, Eghbalian E,. "Síntese e avaliação da citotoxicidade de uma série de compostos à base de 1, 3, 4 -Thiadiazole como agentes anticancerígenos". Iran J Basic Med Sci. (2013); 16:1133-1138.
6. Alley MC, Scudiero DA, Monkes A, Boyd MR, Hursey ML, Czerwinski MJ, Fine DL, Shoemaker RH, Abbott BJ, Mayo JG,. "Viabilidade do rastreio de medicamentos com um painel de linhas de células tumorais humanas utilizando um ensaio de tetrazólio em microcultura". Cancer Research. (1988); 48: 589-601.
7. Annie S, Kirti SP, Punitha IS. "Estudos antioxidantes in-vitro de *Sphaeranthus indicus* (Linn)," Jornal indiano de biologia experimental. (2006); 4:993-6.
8. Anónimo "The Wealth of India" CSIR, Direção de Publicações e Informação, Nova Deli, (1985); 10:281.
9. Anubhav N, Rajeev KS, "Recursos à base de plantas com efeitos antiurolíticos: Uma revisão". Jornal Indo Global de Ciências Farmacêuticas (2013); 3(1): 6-14
10. Babita K, Vishnudev Y. "Avaliação da atividade diurética e anti-urolítica da semente de *Cucurbita pepo* em ratos experimentais". Jornal de farmácia e fitoterapêutica. (2013); 1(3): 19-22.
11. Barar FSK. "Essentials of Pharmacotherapeutics" S.Chand Publishing, 7th Edn. Newdelhi. (2015); 314.
12. Bate-Smith EC. "Os constituintes fenólicos das plantas e o seu significado taxonómico, Dicotiledóneas". Journal of linn social botany. (1962); 58: 95-173.
13. Bensatal A, Ouahrani MR, "Inibição da cristalização do oxalato de cálcio pela extração de *Tamarix gallica"*. Urological. Research. (2008); 36(6):283-7.
14. Bhakuni RS, Shukla YN, e Thakur S. "6-methoxy-3-propenyl-2-pyridine

carboxylic acid: a new pyridine alkaloid from *Melochia corchorifolia"*. Química e indústria. (1986); 13: 464.

15. Bhakuni RS, Shukla YN, S. Thakur YN. "Alcalóides ciclopeptídicos de *Melochia corchorifolia.* Phytochemistry". (1986); 26: 324-5.

16. Bosch CH "Melochia corchorifolia L." Registo da base de dados; 2004.

17. Burns JR & Finlayson B. "Changes in calcium oxalate crystal morphology as function of concentration". Invest Urol, (1980); 18: 174-7.

18. CDC. Recuperado. "Sobre parasitas-CDC Centros de Controle e Prevenção de Doenças". (2014).

19. Chang C., Yang M., Wen H., Chern J., "Estimation of total flavanoid content in propolis by two complimentary colourimetric methods", Journal of Food Drug Analysis. (2002); 10: 178-82.

20. Chatterjee KD. "Parasitology- Protozoology and Helminthology", 6th Edn. Calcutá. (1967); 218.

21. Chopra RN, Nayar SL, Chopra IC. "Supplement to Glossary of Indian Medicinal Plants" [Suplemento ao Glossário de Plantas Medicinais Indianas]. CSIR, Nova Deli, Índia, (1956); 164.

22. Chung, KT, Wong TY, Huang YW, Lin Y. "A review:Tannins and human health". Critical Reviews in Food Science and Nutrition (1998); 38 (6): 421-64.

23. Daly JA. "Direct method of determining inorganic phosphate in serum" Clin Chern, (1972); 18: 263-5.

24. Damintoti K, Daniela A, Pichichero E, Canuti L, Cicconi R, Arcangelo G & Canini A., "Identification of phenolic compounds from medicinal and melliferous plants and their cytotoxic activity in cancer cells". Caryologia. (2007); 60(1-2): 90-5.

25. David SB. "Funções biológicas e fisiopatologia: Síntese de óxido nítrico endógeno". Investigação sobre radicais livres. (1999); 31 (6): 577-96.

26. Farnsworth NR e Soejarto DD. "Conservação de Plantas Medicinais em Terapia". Boletim da OMS. (1985); 63: 965-81.

27. Fazel S, Rouhollah G, Hamidreza M, Mohammadreza V-ri. "Determinação espectrofotométrica de alcalóides totais em algumas plantas medicinais iranianas". Thai J Pharm (2008); 32: 17-20.

28. Fredrickson JK, Zachara JM, Kennedy D, Balkwill DL, Li SM, Kostandarithes HM, Romine MF, Daly MJ, Brockman FJ, "Geomicrobiology of high-level nuclear waste-contaminated vadose sediments at the Hanford site, Washington State". Applied and Environmental Microbiology. (2004); 70 (7): 4230 41.

29. Fulgoni VL III, Bailey RL, Keast DR, Dwyer J. "Where do Americans get their nutrients; - Foods, Fortificants and supplements" J Nutr .S. (2011);141:1847-54.

30. Ganga Rao B, Rao YV, Rao TM, "Hepatoprotective and antioxidant capacity of

Melochia corchorifolia extracts" (Capacidade hepatoprotectora e antioxidante dos extractos de Melochia corchorifolia). Jornal de Medicina Tropical do Pacífico Asiático. (2013); 537-43.

31. Ghosh T, Maity TK, Bose A, e Dash GK. "Anthelmintic activity of *Bacopa monierri"*, Indian j of nat. prod. (2005); 21: 16-9.

32. Glann JK, St Loui, Stacy KM, Lough S, Mosby. "Renal disorders and therapeutics management- Thelan's critical care nursing diagnosis and management". (2002); 745-77.

33. Goodman & Gilman. "The Pharmacological Basis of Therapeutics" 1ª ed., Nova Iorque. New York: The Macmillan Company. (1941).

34. Halliwell B., Gutteridge JMC., Aruoma OI., "The deoxyribose method: a simple test tube assay for determination of rateconstants for reactions of hydroxyl radicals". Anal Biochem. (1987); 165: 215-219.

35. Harsha R, Sushma SM, Divya R, Mamath rani DR, e Panduranga MG, "Uma planta medicinal popular: Radical hidroxila e atividade de eliminação de DPPH do extrato de proteína bruta de *Leucas liniflia"* Revista asiática de ciência e pesquisa de plantas. (2012); 2(l):30-5.

36. Hill AF. "Economic Botany", McGrow-Hill Book Company, Inc., Tóquio. Tóquio. (1952).

37. Ho CT, Osawa T, Huang MT, Rosen RT. "Teas, Spices, and Herbs.American Chemical Society- Food Phytochemicals for Cancer Prevention II". Washington, DC. (1994).

38. Hodgkinson A, e Williams HE. "Determinação do ácido oxálico em material biológico e medicamentos". Clin Chim Ata (1972); 36:127.

39. Jemal A, Siegel R, Hao Y, Ward E, Xu J, Murray T, Thun MJ: "Estatísticas do cancro"... CA Cancer J Clin. (2008); 58:71-96.

40. Jirillo E, Magrone T, Miragliotta G. "Imunomodulação por Helmintos Parasitários e sua Exploração Terapêutica - Resposta Imune a Infecções Parasitárias". (2014); 2:175-212.

41. John C, Layke PPL. "Cancro gástrico: diagnóstico e opções de tratamento". American Family Physician. (2004); 69:1133-40.

42. Karadi RV, Alagawadi KR, Gadge NB, e Sarvadi RV. "Efeito da madeira de raiz de *Moringa oleifera* Lam. Root wood on ethylene glycol induced urolithiasis in rats". Journal Ethnopharmacol. (2006); 105(1-2): 306-11.

43. Kaur S, Singh M, Grover IS, Kaur S. "Antimutagenicity of hydrolysable tannins from *Terminalia chebula* in *Salmonella typhimurium"*. Mutation Research. (1998); 419, 169-79.

44. Kokate CK, Purohit AP, Gokhale SB. "Textbook of Pharmacognosy". 14ª edição. NiraliPrakashan, Pune (2000); 1-4.

45. Kokate CK. "Practical Pharmacognosy", 4ª edição, Vallabh Prakashan, Nova Deli, (1994); pp. 4, 29.

46. Linnaeus, Carl von. "Species Plantarum" em latim. (1753); 1: 54

47. Lipschitz WL, Haddian Z, Kerpscar A. "Bioassay of diuretics. Journal of Pharmacol". Exp. Ther. (1943); 79: 97-110.

48. MadhavaNM, Sulochanamma G, Sampathu SR, Srinivas P. "Estudos sobre a extração e o potencial antioxidante do café verde". Food Chem. (2008); 107: 377-84.

49. Maghrani M, Zeggwagh N, Eddouks M, Haloui M, "Acute diuretic effect of aqueous extract of *Retama raetam* in normal rats" (Efeito diurético agudo do extrato aquoso de *Retama raetam* em ratos normais). J.Ethnopharmacol. (2005); 99:31-35.

50. Marcel Devic L, (ano 1876), "Dictionnaire etymologique des mots frangais d'origine orientale". Helmut Genaust (ano 1998), Etymologisches Worterbuch der botanischen Pflanzennamen". Prosperi Alpini (ano 1592, republicado no ano 1640) De Plantis Aegypti (em latim).

51. Marcocci I, Marguire JJ, Droy-lefaiz MT, Packer L. "The nitric oxide scavenging properties of *Ginkgo biloba* extract". Biochem. Biophys. Res. Commun, (1994); 201: 748-55.

52. Matysiak-Bundnik T, Megraud F. "Helicobacter pylori infectionand gastric cancer". Eur J Cancer. (2006); 42:708-16.

53. Melochia. "Sistema Integrado de Informação Taxonómica". Recuperado (2010).

54. Michael HC. "Encyclopedia of Earth -Bacteria" Eds. Sidney Draggan e C.J. Cleveland, Conselho Nacional para a Ciência e o Ambiente, 2010; Washington DC.

55. Miller GW, "Mineral and Bone metabolism", In Textbook of Clinical Chemistry.3rd ed., C.A. Burtis e E.R. Ashwood, Eds. C.A. Burtis e E.R. Ashwood, Eds. Saunders WB, Philadelphia. (1994); 1395-457.

56. Mitra SK, Gopumadhavan S, Sundaram R, Venkataranganna MV. "Efeito de Cystone, uma formulação à base de plantas, na urolitíase induzida por ácido glicólico". Phytotherapy Res. (1998); 12: 3.

57. Niezen JH, Waghorn GC. "Crescimento e parasitismo gastro intestinal em cordeiros que pastam Lucerna ou Sulla que contém taninos condensados". Journal of agriculture science. (1995); 125: 281-89.

58. Okeke MI, Esimone CO, Iroegbu CU, Okoli AS, Eze EN. "Avaliação dos extractos da raiz de *Landolphia owerrience* para a atividade antibacteriana". Jornal de Etnofarmacologia. (2001); 78-119.

59. Owen RW, Haubner R, Giacosa A, Bartsch H, Hull WE, Spiegelhalder B. "The antioxidant and anticancer potential of phenolic compounds isolated from olive

oil" (O potencial antioxidante e anticancerígeno dos compostos fenólicos isolados do azeite). Jornal Europeu do Cancro. (2000); 36 (10), 1235 47.

60. . Rede de Informação sobre Recursos de Germoplasma (GRIN)". Género: Melochia L., GRIN. Departamento de Agricultura dos Estados Unidos (2007).

61. Samiulla DS, Harish MS. "Efeito da formulação de ervas NR-AG-I eAG-II Poly na atividade diurética em ratos". Jornal Indiano de Farmacologia. (2000); 32: 112-3.

62. Samuel B. (Ed). "Medical Microbiology", University of Texas Medical Branch, Galveston, Texas (1996). 4ª Edição.

63. Scarterzini P, Speroni E. 'A Review on: "Algumas plantas da medicina tradicional indiana com atividade antioxidante" J. Ethnopharmacology. (2000); 71-6.

64. Shastri MR. "Controlo regulamentar legal dos medicamentos à base de plantas". The Eastern Pharmacist. (1993); 49-53.

65. Shi J, Wu X, Gong J, Zhang Y, Liu J. "Antioxidant capacity of extract from edible flowers of *Prunus mume* in China and its active components" (Capacidade antioxidante do extrato de flores comestíveis de *Prunus mume* na China e seus componentes activos). LWT- Food Sci Technol. (2009); 42: 477-82.

66. Singh RG, Usha KP, Singh RP. "Avaliação experimental da ação diurética do medicamento à base de plantas *TTribulus terrestris* L.) em ratos albinos". J Res Edu Ind Med. (1991); 3:19-21.

67. Smirnoff N, Cumbes QJ, "Hydroxyl averting activity of compatible solutes" Phytochemistry. (1989); 28:1057-60.

68. Spencer JPE, Kaur H, Jenner A, Evans PJ, Dexter DT, Aruoma OI. "Dano oxidativo intenso ao DNA promovido pela L-DOPA e seus metabólitos, implicações para doenças neurodegenerativas". FEBS Lett; (1994); 353; 246-50.

69. Stanic G, Samarzija I. "Atividade diurética dos extractos e óleo de *Satureja montana* subsp. Montana em ratos". Phytother. Res. (1993); 7: 363-6.

70. Sujatha S, Shalin JJ. "Um enfoque nos produtos à base de plantas para a hiperglicemia: Potencial terapêutico complementar". Asian J Scientific Res. (2012); 5(1):1-13.

71. Thomas L. 1ª ed. "Diagnóstico Laboratorial Clínico". TH-Books, Verlagsgesell-schaft Frankfurt. (1998); 366-74.

72. Thorn GW, Braunwald E, Adams R, Petersdorf R, Isselbacher K,. "Harrison's Principle of Internal Medicine". McGraw Hill Co, Nova Iorque: (1977); 1: 1088.

73. Tschesche R, and Reutel I. "Peptide alkaloids from *Melochia corchorifolia* 'Alkaloids from Sterculiaceae. I". Tetrahedron Lett. (1968); 35: 3817-8.

74. Velioglu YS, Oomah BD, Mazza G, Gao L. "Antioxidant activity and total

phenolics in selected fruits, vegetables, and grain products". Journal of Agricultural and Food Chemistry". (1998); 46 (10), 4113-7.

75. Vermeulen CW. "Assays in Experimental Biology;-Experiments on causation of urinary calculi". Universidade de Chicago, Imprensa, Chicago. (1962); 253-69.

76. Vogel GH, Vogel WH. "Drug discovery & evaluation pharmacological assays", Springer-verlay, 2nd edition. Heidelberg, Berlin. (1997); 323-4.

77. Wealth of India, Raw Materials (Riqueza da Índia, Matérias-primas). CSIR, "N-Pe Publications and Information Directorate", Nova Deli, Índia. (1966). Vol. 7.

78. Whitman WB, Wiebe WJ, Coleman DC. "The unseen majority: Prokaryotes". Actas da Academia Nacional de Ciências dos Estados Unidos da América. (1998); 95 (12): 6578-83.

79. Wilson AP, "A Practical Approach: Cytotoxicity and Viability Assays in Animal Cell Culture". Oxford University Press. 3ª Ed. (2000); 1:175- 215.

80. Woese CR, Fox GE. "Os reinos primários: Estrutura filogenética do domínio procariótico". Actas da Academia Nacional de Ciências dos Estados Unidos da América. (1977); 74 (11): 5088-90.

81. Yadav RD, Jain SK, Bharti JP, Shashi A, Mahor A, Jaiswal M. "A review: Herbal plants used in the treatment of Urolithiasis". Int J Pharm Sci Res. (2011); 2:1412-20

82. Yuliana ND, Khatib A, Rungkat-Z F, Choi YH, Link-Struensee AM, Ijzerman AP, "Adenosine A1 recetor binding activity of methoxy flavonoids from *Orthosiphon stamineus"*. Planta Med. (2009); 75:132-6.

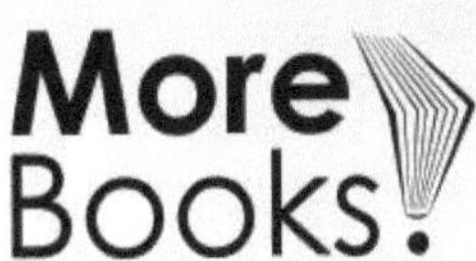

More
Books!

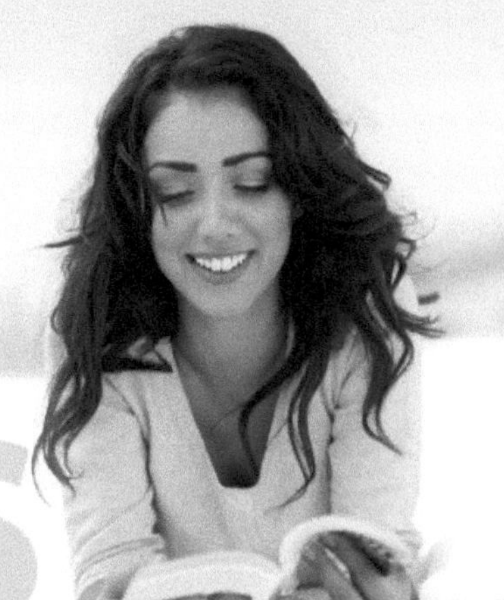

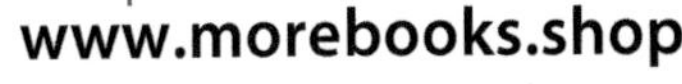

info@omniscriptum.com
www.omniscriptum.com

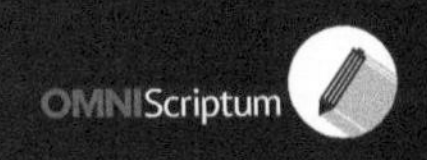

OMNIScriptum

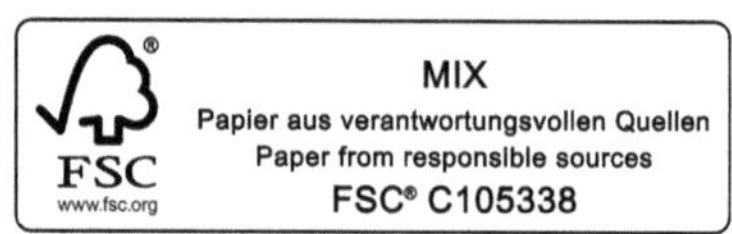

Printed by Books on Demand GmbH, Norderstedt / Germany